AF424859

Introducción a la terapia homeopática con piedras preciosas

Dr Víctor Denis Purcell

Published by Dr Víctor Denis Purcell, 2024.

While every precaution has been taken in the preparation of this book, the publisher assumes no responsibility for errors or omissions, or for damages resulting from the use of the information contained herein.

INTRODUCCIÓN A LA TERAPIA HOMEOPÁTICA CON PIEDRAS PRECIOSAS

First edition. August 17, 2024.

Copyright © 2024 Dr Víctor Denis Purcell.

ISBN: 979-8227551665

Written by Dr Víctor Denis Purcell.

" **Introducción a la terapia homeopática con piedras preciosas** "

Definición de medicina homeopática:

La medicina homeopática representa un enfoque holístico y profundamente natural de la curación, que considera al individuo como un todo integrado y no como un mero conjunto de síntomas. Los orígenes de la homeopatía se remontan a finales del siglo XVIII, cuando la mente inquisitiva del Dr. Samuel Hahnemann, un médico alemán desilusionado con las duras prácticas médicas de su época, buscó un camino más suave hacia la curación. Mediante una experimentación rigurosa y un profundo conocimiento de las sustancias medicinales, Hahnemann formuló los principios fundamentales de la homeopatía, entre los que destaca la Ley de los Similares, a menudo encapsulada en la frase "lo similar cura lo similar". Este principio postula que una sustancia capaz de producir ciertos síntomas en un individuo sano puede, cuando se administra en forma muy diluida, tratar esos mismos síntomas en una persona enferma. El trabajo pionero de Hahnemann sentó las bases de un sistema de medicina que valora el tratamiento suave e individualizado, un sistema que desde entonces ha encontrado eco en todo el mundo, abrazado por millones de personas que buscan un camino más armonioso hacia la salud.

La preparación de los remedios homeopáticos es un proceso meticuloso que se distingue por el método de dilución y sucusión en serie, una agitación enérgica que se cree que potencia las propiedades energéticas de la sustancia original. Este proceso, conocido como potenciación, consiste en diluir repetidamente el principio activo en una mezcla, a menudo de agua o alcohol, y agitarla enérgicamente. El resultado es un remedio que, paradójicamente, sólo contiene trazas mínimas, o a veces ninguna, de la sustancia original, pero que se considera que posee un profundo potencial curativo. Este método de preparación concuerda con la creencia básica de la homeopatía de que la curación puede producirse a nivel energético, trascendiendo la presencia material de la propia sustancia medicinal.

Las fuentes de los remedios homeopáticos son vastas y variadas, y proceden de los ricos recursos del mundo natural, como plantas, minerales y derivados animales. La selección de un remedio no se limita a tratar los síntomas físicos, sino que implica una evaluación exhaustiva del estado físico, emocional y psicológico del paciente. Este enfoque individualizado es un sello distintivo de la homeopatía, que refleja su filosofía fundamental de que el camino de cada persona hacia la curación es único. Por lo tanto, los médicos homeópatas dedican mucho tiempo a comprender la totalidad del estado de su paciente, tratando no sólo de aliviar los síntomas, sino de descubrir y abordar las causas más profundas y subyacentes de la enfermedad.

Uno de los aspectos más notables de la homeopatía es su capacidad para estimular los mecanismos curativos intrínsecos del organismo. En lugar de limitarse a suprimir los síntomas, como suele ocurrir con los tratamientos convencionales, la homeopatía trata de activar los procesos de restauración propios del organismo, fomentando el retorno al equilibrio y la salud. Este enfoque suave y no invasivo resulta especialmente atractivo para quienes desean evitar los efectos secundarios que suelen asociarse a los fármacos. Al alinearse con los ritmos naturales del cuerpo, la homeopatía ofrece una vía de curación que no sólo es segura, sino profundamente respetuosa con la sabiduría innata del cuerpo y su capacidad de autorregulación.

La filosofía de la homeopatía está íntimamente relacionada con el concepto de vitalismo, que postula que una fuerza o energía vital anima el cuerpo y gobierna su salud general. Según esta perspectiva, la enfermedad surge de un desequilibrio o alteración de esta fuerza vital, y la función del remedio homeopático es restablecer suavemente la armonía. Este punto de vista coincide con el de quienes se sienten atraídos por las formas holísticas y alternativas de medicina, ya que reconoce la interconexión del cuerpo, la mente y el espíritu en el proceso de curación. La homeopatía amplía así la comprensión de la salud, considerándola no sólo como la ausencia de enfermedad, sino como un estado dinámico de equilibrio y bienestar.

A pesar de su perdurable atractivo y de los innumerables testimonios de curación que se le atribuyen, la homeopatía se ha enfrentado durante mucho tiempo al escepticismo, sobre todo por parte de la comunidad científica. La naturaleza altamente diluida de sus remedios y las dificultades para explicar sus mecanismos en el marco de la ciencia convencional han dado lugar a un debate permanente. Sin embargo, la homeopatía ha persistido y prosperado, como prueba de su profundo impacto en quienes han experimentado su toque curativo. Para muchos, las pruebas personales y anecdóticas de su eficacia superan la falta de validación científica, lo que convierte a la homeopatía en una forma de medicina apreciada y perdurable.

La contribución de la homeopatía a la salud mundial es significativa y de gran alcance, sobre todo en regiones donde los recursos médicos convencionales son escasos. Su accesibilidad, asequibilidad y facilidad de administración la convierten en una herramienta inestimable para la salud pública, sobre todo en los países en desarrollo. Además, en las sociedades más prósperas, donde hay un creciente interés por los enfoques naturales y holísticos, la homeopatía está experimentando un resurgimiento. Cada vez más personas buscan alternativas a los tratamientos impersonales y a menudo cargados de efectos secundarios que ofrece la medicina convencional, y encuentran en la homeopatía un enfoque compasivo y centrado en el paciente para la atención sanitaria.

En el complejo panorama de la sanidad moderna, la homeopatía es un faro de sabiduría ancestral que ofrece un enfoque profundamente compasivo e individualizado de la curación. Honra la singularidad del viaje de cada persona hacia el bienestar, respetando los procesos naturales del cuerpo y confiando en su capacidad para curarse a sí mismo. En un mundo que a menudo da prioridad a las soluciones rápidas y al alivio sintomático, la homeopatía nos recuerda la importancia de abordar a la persona en su totalidad, de buscar el equilibrio y de aprovechar el poder suave pero profundo de la naturaleza para restablecer la salud y la armonía.

Descargo de responsabilidad La información presentada en este libro tiene únicamente fines educativos y de entretenimiento. No pretende servir de consejo médico ni sustituir a los servicios profesionales de atención sanitaria. Si experimenta alguna molestia, enfermedad o tiene algún problema de salud, consulte a un médico o profesional sanitario cualificado. Consulte siempre a su médico o a otros profesionales sanitarios cualificados si tiene alguna duda sobre su estado de salud.

Presentación de las Gemas Homeopáticas Curativas Populares En esta sección, exploramos una selección de las gemas más populares conocidas por sus profundos beneficios curativos. Estas piedras preciosas han sido apreciadas en todas las culturas y épocas por su capacidad para favorecer el bienestar físico, emocional y espiritual. Tanto si es nuevo en la curación con piedras preciosas como si es un experto, estas piedras son esenciales para su colección, ya que ofrecen una amplia gama de efectos terapéuticos. El material se presenta de forma similar a los medicamentos homeopáticos tradicionales que se encuentran en la Materia Médica de la homeopatía.

Remedio Homeopático Amatista: Un nuevo camino hacia la curación holística La amatista, presentada ahora como remedio homeopático, representa un nuevo y emocionante avance en la integración de la curación tradicional con piedras preciosas con los principios de la homeopatía. Este remedio, derivado de la piedra natural amatista, es venerado por sus efectos profundos y holísticos sobre la salud mental, emocional, psicológica y física, ofreciendo un enfoque integral del bienestar que resuena tanto con la sabiduría antigua como con las prácticas terapéuticas modernas.

Mentalmente, la amatista como remedio homeopático es famosa por su capacidad para despejar la mente de pensamientos negativos, confusión y niebla mental. Actúa como una fuerza estabilizadora, especialmente beneficiosa para quienes se sienten abrumados por pensamientos dispersos o tienen dificultades para mantener la concentración. Este remedio mejora la función cognitiva, permitiendo un pensamiento más claro, una mejor retención de la memoria y un procesamiento más eficaz de la información. Al favorecer la claridad mental, la amatista ayuda a las personas a tomar decisiones bien meditadas, a desenvolverse con facilidad en situaciones complejas y a reducir el estrés mental que suele acompañar a una vida ajetreada y exigente. Su influencia se extiende a calmar una mente hiperactiva, aportando una sensación de calma y paz mental que puede ser inestimable en entornos de mucha presión o durante periodos de intensa actividad intelectual.

Emocionalmente, el remedio homeopático amatista sirve como un poderoso aliado para aquellos que experimentan desequilibrio emocional o angustia. Tradicionalmente se ha utilizado para aliviar los síntomas asociados con la ansiedad, la depresión y la inestabilidad emocional, ofreciendo un enfoque suave pero eficaz para la curación emocional. La energía calmante de la amatista ayuda a apaciguar las emociones intensas, aliviando sentimientos abrumadores como el miedo, la ira o la tristeza profunda. Fomenta el equilibrio emocional ayudando a las personas a reconectar con su yo interior, promoviendo la autoconciencia y alentando la expresión de las emociones verdaderas de forma constructiva y saludable. Este remedio es especialmente beneficioso en momentos de agitación o transición emocional, ya que ofrece apoyo y estabilidad a medida que se navega por paisajes emocionales difíciles.

Psicológicamente, el remedio amatista está profundamente conectado con la mejora de la conciencia espiritual y el desarrollo de la conciencia superior. Es especialmente útil para los que se encuentran en un viaje espiritual, ya que ayuda a abrir el tercer ojo y los chakras coronarios, que son esenciales para acceder a estados más profundos de meditación y visión espiritual. El remedio homeopático Amatista ayuda a cultivar la intuición y a potenciar las capacidades psíquicas, lo que lo convierte en una valiosa herramienta para las personas que buscan ampliar sus horizontes espirituales o para quienes trabajan en profesiones intuitivas o curativas. Además, proporciona un escudo protector contra las energías negativas y los ataques psíquicos, salvaguardando el bienestar psicológico y garantizando que la propia práctica espiritual permanezca pura e impoluta ante influencias externas.

Físicamente, el remedio homeopático amatista tiene una amplia gama de aplicaciones, arraigadas en su uso histórico como poderosa piedra curativa. Se sabe que fortalece el sistema inmunológico, proporcionando al cuerpo la resistencia necesaria para defenderse de las enfermedades y recuperarse más rápidamente de las dolencias físicas. La amatista también es eficaz para reducir el dolor, sobre todo el asociado a cefaleas tensionales, migrañas y otras afecciones relacionadas con el estrés. Su influencia en la circulación es notable, ya que ayuda a mejorar el flujo sanguíneo y la oxigenación en todo el cuerpo, contribuyendo a la vitalidad y el bienestar general. Este remedio se utiliza con frecuencia para tratar los trastornos del sueño, en particular el insomnio, al promover un estado de relajación que facilita un sueño reparador y reparador. Además, la amatista favorece los procesos naturales de desintoxicación del organismo, ayudando a eliminar toxinas y contribuyendo al mantenimiento de una salud física óptima.

La importancia histórica de la amatista como piedra curativa aumenta aún más su valor como remedio homeopático. En las civilizaciones antiguas, la amatista era apreciada por su supuesta capacidad para prevenir la intoxicación, proteger la mente y promover la claridad de pensamiento. Hoy en día, estas propiedades se aprovechan mediante la preparación homeopática, lo que permite aplicar esta sabiduría milenaria a los problemas de salud contemporáneos. El remedio homeopático de amatista es un puente entre el pasado y el presente, que lleva las cualidades curativas intemporales de esta gema al ámbito de la medicina moderna. Ofrece una solución única y versátil para aquellos que buscan una curación holística, proporcionando apoyo en una amplia gama de condiciones físicas, mentales, emocionales y psicológicas.

Como nueva adición al mundo de la homeopatía, el remedio amatista encarna la integración de tradiciones antiguas con enfoques terapéuticos modernos. Su capacidad para tratar la claridad mental, el alivio emocional, la protección psicológica y la curación física lo convierten en un remedio polifacético que puede utilizarse en diversos contextos, desde el bienestar cotidiano hasta aplicaciones terapéuticas más específicas. El remedio homeopático Amatista es un testimonio del poder duradero de la medicina natural, que ofrece un enfoque suave pero profundo para lograr el equilibrio, la paz y el bienestar holístico en el acelerado mundo de hoy. Ya se utilice como medida preventiva o como parte de un plan de tratamiento más amplio, la amatista sigue brillando como un faro de curación, guiando a las personas hacia una vida más armoniosa y plena.

Aguamarina: Una fuerza tranquilizadora para el bienestar holístico

El aguamarina es una piedra preciosa de notable belleza y potencia, conocida por sus profundas propiedades curativas que han sido apreciadas en todas las culturas durante siglos. Esta piedra serena y cautivadora integra la sabiduría ancestral con un enfoque holístico del bienestar, ofreciendo una vía completa hacia el equilibrio y la tranquilidad en todos los aspectos de la vida. Como símbolo del mar, la aguamarina encarna la esencia del agua: fluida, purificadora y calmante, lo que la convierte en una poderosa aliada para la salud mental, emocional, psicológica y física.

Mentalmente, el aguamarina es célebre por su influencia calmante sobre la mente, que proporciona claridad y concentración en medio de los retos de la vida. En el acelerado mundo actual, donde la sobrecarga mental y el estrés son comunes, la aguamarina ofrece un respiro muy necesario. Esta gema es especialmente eficaz para las personas que se sienten abrumadas por las exigencias de la vida diaria, ya que ayuda a calmar los pensamientos acelerados y a promover una sensación de paz interior. La aguamarina despeja el desorden mental, permitiendo un proceso de pensamiento más organizado y pacífico, esencial para la toma de decisiones, la resolución de problemas y el pensamiento creativo. Para quienes realizan tareas intelectualmente exigentes o se enfrentan a retos complejos, la aguamarina actúa como fuerza estabilizadora, potenciando la función cognitiva y mejorando la concentración. La energía refrescante de la aguamarina no sólo disipa la ira y la irritabilidad, sino que también fomenta una comprensión y aceptación más profundas de las situaciones, permitiendo a las personas afrontar las dificultades de la vida con una mentalidad tranquila y racional.

Desde el punto de vista emocional, el aguamarina es conocido por sus propiedades curativas, suaves pero potentes. Tradicionalmente se ha utilizado para aliviar los desequilibrios emocionales, sobre todo los relacionados con el miedo, la ansiedad y los traumas no resueltos. En momentos de turbulencia emocional, la aguamarina actúa como una presencia reconfortante, ayudando a las personas a navegar por sus emociones con mayor facilidad y gracia. La energía calmante de la aguamarina ayuda a disolver bloqueos emocionales, permitiendo la liberación de emociones reprimidas y facilitando el proceso de curación. Esta gema es especialmente beneficiosa para quienes luchan contra miedos o ansiedades profundamente arraigados, ya que ofrece una sensación de seguridad y calma que puede ser transformadora. La aguamarina fomenta la resiliencia emocional, capacitando a las personas para mantener la estabilidad emocional incluso ante la adversidad. Al fomentar un ambiente de tranquilidad, la aguamarina favorece una expresión emocional sana y refuerza la conexión con el yo interior, lo que conduce a una vida emocional más equilibrada y satisfactoria.

Psicológicamente, la aguamarina es venerada por su capacidad para mejorar la comunicación y la autoexpresión. Esta gema es especialmente eficaz para las personas que tienen dificultades para expresar sus pensamientos y sentimientos o para comunicarse eficazmente con los demás. La aguamarina actúa abriendo el chakra de la garganta, que es el centro de energía asociado a la comunicación y la autoexpresión. Al hacerlo, facilita la comunicación clara y honesta, ayudando a las personas a superar el miedo a hablar o la timidez que pueden obstaculizar su capacidad para expresarse plenamente. La aguamarina también fomenta el coraje, especialmente en situaciones en las que es necesario defenderse, afirmar los límites o decir la verdad. A un nivel psicológico más profundo, la aguamarina ayuda a liberarse de viejas creencias y patrones limitantes que pueden estar impidiendo a las personas alcanzar todo su potencial. Esta gema es una poderosa herramienta para aquellos que están en el camino del autodescubrimiento, ya que ofrece claridad y comprensión de la verdadera naturaleza, los deseos y el propósito de la vida. Como resultado, la aguamarina ayuda a cultivar una mayor autoconciencia, confianza en uno mismo y crecimiento personal, allanando el camino hacia una existencia más auténtica y empoderada.

Físicamente, la aguamarina es muy apreciada por su capacidad para favorecer los procesos curativos naturales del cuerpo. Esta gema tiene un efecto refrescante y calmante sobre el cuerpo, por lo que resulta especialmente útil en afecciones asociadas a inflamación, fiebre o síntomas relacionados con el calor. La aguamarina se ha utilizado tradicionalmente para mejorar la salud respiratoria, aliviando síntomas como el dolor de garganta, la laringitis o la bronquitis. Sus propiedades calmantes se extienden también a los ojos, donde pueden aliviar la tensión ocular, reducir la hinchazón y favorecer la salud ocular en general. Los beneficios de la aguamarina no se limitan al sistema respiratorio; su energía refrescante y calmante también es eficaz para la piel, donde puede reducir el enrojecimiento, la irritación o la inflamación. Además, se cree que la aguamarina refuerza el sistema inmunológico, mejorando la capacidad del cuerpo para defenderse de las enfermedades y recuperarse más rápidamente de las dolencias físicas. También desempeña un papel crucial en el proceso de desintoxicación, ayudando a eliminar toxinas y contribuyendo al bienestar físico general. Al favorecer las defensas naturales del organismo y promover el equilibrio, la aguamarina ayuda a mantener una salud y vitalidad óptimas.

Históricamente, la aguamarina ha sido venerada por sus cualidades calmantes y protectoras, lo que la ha convertido en una piedra preciosa muy apreciada en diversas culturas y tradiciones. En la antigüedad, el aguamarina se consideraba un regalo del mar y se creía que era la piedra de las sirenas, que ofrecía protección a los marineros y garantizaba viajes seguros. A menudo se utilizaba como amuleto o talismán para invocar los poderes del mar en busca de protección, curación y visión espiritual. La aguamarina se asocia desde hace mucho tiempo con el elemento agua y simboliza la pureza, la tranquilidad y la claridad emocional. Estos atributos se aprovechan en los tiempos modernos para que las personas se beneficien de las eternas propiedades curativas del aguamarina. Ya se utilice en meditación, rituales curativos o como parte de una rutina diaria de bienestar, el aguamarina sigue sirviendo de puente entre las tradiciones ancestrales y las prácticas terapéuticas contemporáneas, ofreciendo un enfoque versátil y eficaz de la curación holística.

La aguamarina aporta la energía suave pero poderosa de esta querida gema al ámbito del bienestar moderno, convirtiéndola en una valiosa herramienta para quienes buscan alcanzar el equilibrio, la tranquilidad y el bienestar holístico. Su capacidad para calmar la mente, tranquilizar las emociones, mejorar la comunicación y favorecer la salud física convierte a la aguamarina en un remedio polifacético que puede utilizarse en diversos contextos, desde el bienestar cotidiano hasta necesidades terapéuticas más específicas. Como testimonio del poder duradero de la curación natural, la aguamarina ofrece un camino hacia la paz y la armonía, guiando a las personas hacia una vida más equilibrada, pacífica y plena. Ya se utilice como medida preventiva o como parte de un plan de bienestar más amplio, la aguamarina sigue brillando como un faro de curación, ofreciendo una fuente intemporal de apoyo e inspiración para aquellos en su viaje hacia el bienestar.

Rubí: Una fuerza vital para el bienestar holístico.

El rubí es una piedra preciosa de vitalidad y brillo incomparables, venerada por sus potentes propiedades curativas que han sido apreciadas en todas las culturas durante milenios. Esta piedra radiante y dinámica integra a la perfección la sabiduría ancestral con un enfoque holístico del bienestar, ofreciendo una vía completa hacia la fuerza, la energía y la calidez emocional. Como símbolo de la fuerza vital, la pasión y el coraje, el rubí encarna la esencia del fuego: vibrante, energizante y purificador, lo que lo convierte en un aliado indispensable para la salud mental, emocional, psicológica y física.

Mentalmente, el rubí es célebre por su vigorizante influencia en la mente, que proporciona claridad, motivación y entusiasmo por la vida. En una época en la que prevalecen la fatiga mental, la indecisión y la falta de concentración, el rubí ofrece un impulso revitalizante que agudiza el intelecto y mejora la agudeza mental. Esta gema es particularmente eficaz para las personas que luchan contra el letargo, la dilación o la sensación de estancamiento mental, ya que proporciona la chispa necesaria para reavivar la pasión y el impulso. El rubí estimula la mente y ayuda a disipar las dudas y la confusión, permitiendo un pensamiento claro, decisivo y estratégico. Sus propiedades energizantes fomentan un enfoque proactivo y confiado ante los retos, capacitando a las personas para superar obstáculos y alcanzar sus objetivos con determinación. Para quienes se dedican a tareas creativas o estratégicas, el rubí actúa como catalizador de la innovación, la resolución de problemas y el pensamiento dinámico, fomentando una mentalidad positiva y ambiciosa. La cálida energía del rubí no sólo combate el agotamiento mental, sino que también enciende la pasión por el aprendizaje y el crecimiento, inspirando a las personas a perseguir sus aspiraciones con renovado entusiasmo y vigor.

Emocionalmente, el rubí es conocido por su incomparable capacidad para encender y mantener la pasión, el amor y el entusiasmo por la vida. Tradicionalmente se ha utilizado para mejorar la resistencia emocional y fomentar una profunda sensación de alegría, plenitud y conexión con los propios deseos. En momentos de confusión emocional, apatía o angustia, el rubí actúa como un poderoso motivador, reavivando el fuego interior y restaurando el sentido del propósito, la vitalidad y el equilibrio emocional. La influencia energizante del rubí ayuda a disolver los bloqueos emocionales, permitiendo a las personas experimentar y expresar sus emociones de forma más plena y auténtica. Esta gema es especialmente beneficiosa para quienes han perdido el contacto con sus deseos, se sienten desconectados de sus emociones o buscan reavivar la pasión en sus relaciones. El rubí ofrece un camino hacia el despertar emocional, la renovación y la transformación, capacitando a las personas para abrazar sus emociones con valentía y autenticidad. Al fomentar un entorno de calidez, vitalidad y claridad emocional, el rubí promueve una conexión más profunda con las propias pasiones, deseos y propósitos, lo que conduce a una vida emocional más vibrante, alegre y satisfactoria.

Psicológicamente, el rubí es venerado por su profunda capacidad para aumentar la confianza en uno mismo, el poder personal y las cualidades de liderazgo. Esta piedra preciosa es particularmente eficaz para las personas que luchan con sentimientos de inadecuación, duda de sí mismos, miedo al fracaso, o la renuencia a tomar las riendas de sus vidas. El rubí estimula los chakras de la raíz y el corazón, estrechamente relacionados con el poder personal, la conexión con la tierra, el bienestar emocional y el valor para perseguir los propios objetivos. De este modo, el rubí fomenta un fuerte sentido de la autoestima, el empoderamiento personal y la confianza para emprender acciones audaces en pos de los sueños y aspiraciones personales. El rubí también mejora la capacidad de establecer y mantener límites sanos, permitiendo a las personas hacer valer sus necesidades, deseos e intenciones de forma equilibrada, respetuosa y eficaz. A un nivel psicológico más profundo, el rubí favorece la liberación de viejos patrones de miedo, vergüenza, culpa y autolimitación que pueden estar impidiendo a las personas abrazar su verdadero potencial. Esta gema es una poderosa herramienta para aquellos que emprenden un viaje de autodescubrimiento, ya que ofrece claridad, perspicacia y el valor para vivir con autenticidad, pasión y determinación. Como resultado, el rubí ayuda a cultivar una mayor conciencia de uno mismo, el empoderamiento personal y la determinación para afrontar los retos de la vida con resiliencia y confianza.

Físicamente, el rubí es muy apreciado por su capacidad para favorecer la vitalidad, la resistencia y la salud general del cuerpo. Esta gema tiene un efecto calentador, energizante y vigorizante sobre el cuerpo, por lo que es particularmente útil para las afecciones asociadas con la baja energía, la fatiga, la mala circulación o las extremidades frías. El rubí se ha utilizado tradicionalmente para mejorar la salud cardiovascular, ya que se cree que fortalece el corazón, mejora el flujo sanguíneo y aumenta la capacidad del cuerpo para mantener una circulación óptima. Sus propiedades vigorizantes se extienden también al aparato reproductor, donde el rubí se utiliza para mejorar la fertilidad, la vitalidad sexual y la salud reproductiva en general. Los beneficios del rubí no se limitan a los sistemas circulatorio y reproductor; Su energía calentadora también es eficaz para aumentar las defensas naturales del organismo, mejorar la capacidad del sistema inmunitario para defenderse de las enfermedades y favorecer una rápida recuperación de las dolencias físicas. Además, se cree que el rubí desempeña un papel crucial en el proceso de desintoxicación, ayudando a eliminar toxinas, purificando la sangre y contribuyendo al bienestar físico y la vitalidad en general. Al potenciar la fuerza, la vitalidad y la resistencia naturales del cuerpo, el rubí ayuda a mantener una salud, unos niveles de energía y una resistencia física óptimos, lo que lo convierte en un aliado indispensable para quienes buscan alcanzar una condición física óptima.

Históricamente, el rubí ha sido venerado por sus cualidades protectoras, energizantes y transformadoras, lo que lo convierte en una de las gemas más preciadas en diversas culturas, tradiciones y prácticas espirituales. En la antigüedad, el rubí se consideraba la piedra de reyes, guerreros y líderes, y se creía que confería fuerza, valor, sabiduría y protección en la batalla. A menudo se llevaba como talismán o incrustado en la armadura para protegerse de los daños, aumentar la fuerza física y mental del portador e invocar el espíritu guerrero. El rubí se asocia desde hace mucho tiempo con el elemento fuego, que simboliza la pasión, la fuerza, la fuerza vital y la llama eterna del corazón. Estos atributos se aprovechan en los tiempos modernos para que las personas se beneficien de las eternas propiedades curativas del rubí. Ya se utilice en meditación, rituales de curación o como parte de una rutina diaria de bienestar, el rubí sigue sirviendo de puente entre las tradiciones antiguas y las prácticas terapéuticas contemporáneas, ofreciendo un enfoque versátil, dinámico y eficaz de la curación holística y el bienestar.

El rubí aporta la energía dinámica, poderosa y transformadora de esta querida gema al ámbito del bienestar moderno, convirtiéndola en una herramienta inestimable para quienes buscan fuerza, vitalidad y bienestar holístico. Su incomparable capacidad para energizar la mente, encender las emociones, potenciar el poder personal y apoyar la salud física hace del rubí un remedio polifacético que puede utilizarse en diversos contextos, desde el bienestar cotidiano hasta necesidades terapéuticas más específicas. Como testimonio del poder duradero de la curación natural, el rubí ofrece un camino hacia una vida vibrante, apasionada y llena de poder, guiando a las personas hacia una vida más resistente, plena y armoniosa. Tanto si se utiliza como medida preventiva, fuente de inspiración o como parte de un plan de bienestar más amplio, el rubí sigue brillando como un faro de energía, fuerza y transformación, ofreciendo una fuente intemporal de apoyo y empoderamiento a quienes se encuentran en su camino hacia el bienestar holístico.

Lapislázuli: una piedra de sabiduría y perspicacia espiritual El lapislázuli es una gema de profunda profundidad y belleza atemporal, venerada en todas las culturas por sus poderosas propiedades curativas y espirituales.

Esta piedra de color azul intenso, a menudo salpicada de oro, integra a la perfección la sabiduría ancestral con un enfoque holístico del bienestar, ofreciendo una vía completa hacia la verdad interior, la claridad y la iluminación espiritual. Como símbolo de la sabiduría, la verdad y la mente superior, el lapislázuli encarna la esencia de la claridad intelectual y espiritual, lo que lo convierte en un poderoso aliado para la salud mental, emocional, psicológica y física.

Mentalmente, el lapislázuli es célebre por su capacidad para potenciar las habilidades intelectuales y estimular el deseo de conocimiento y comprensión. En un mundo en el que abunda la información pero escasea la verdadera sabiduría, el lapislázuli ofrece una luz guía que ayuda a iluminar la mente, fomentando el pensamiento crítico, la claridad y la búsqueda de la verdad. Esta gema es particularmente eficaz para las personas que buscan profundizar en sus búsquedas intelectuales, ofreciendo una mente clara y centrada que es receptiva a nuevas ideas y puntos de vista. El lapislázuli ayuda a disipar la confusión mental, permitiendo ver las situaciones con mayor claridad y tomar decisiones bien informadas. Sus propiedades energizantes fomentan la búsqueda del conocimiento y una comprensión más profunda de uno mismo y del mundo que nos rodea. Para quienes se dedican al trabajo intelectual o a los estudios espirituales, el lapislázuli es una poderosa herramienta para mejorar la concentración, la memoria y la capacidad de captar conceptos complejos, fomentando una mentalidad aguda y perspicaz. La energía calmante y estimulante del lapislázuli no sólo despeja los bloqueos mentales, sino que también abre la mente a verdades más elevadas y a una comprensión más profunda, capacitando a las personas para afrontar los retos de la vida con sabiduría y discernimiento.

Desde el punto de vista emocional, el lapislázuli es conocido por su capacidad para armonizar las emociones y promover una profunda curación emocional. Tradicionalmente se ha utilizado para ayudar a las personas a conectar con su verdad interior, permitiéndoles expresar sus emociones y pensamientos con autenticidad y claridad. En momentos de agitación emocional, confusión o represión, el lapislázuli actúa como catalizador de la autoexpresión, ayudando a las personas a articular sus sentimientos y necesidades con confianza y honestidad. La influencia armonizadora del lapislázuli ayuda a equilibrar las emociones, fomentando un estado de calma y equilibrio. Esta gema es especialmente beneficiosa para quienes luchan contra la represión emocional, el miedo a ser juzgados o la dificultad para comunicar sus verdaderos sentimientos. El lapislázuli fomenta la honestidad emocional y la autoconciencia, capacitando a las personas para abrazar su verdadero yo y comunicar sus emociones abierta y eficazmente. Al fomentar un entorno de claridad emocional y autenticidad, el lapislázuli promueve una expresión emocional sana y una conexión más profunda con la sabiduría interior y la verdad.

Psicológicamente, el lapislázuli es venerado por su capacidad para mejorar la autoconciencia, la intuición y la visión espiritual. Esta gema es particularmente eficaz para las personas que buscan profundizar en su práctica espiritual o que se encuentran en un viaje de autodescubrimiento. El lapislázuli estimula los chakras del tercer ojo y la garganta, estrechamente relacionados con la intuición, la visión espiritual y la expresión personal. Al hacerlo, el lapislázuli fomenta una fuerte conexión con el yo superior y los reinos espirituales, permitiendo a las personas acceder a su sabiduría interior y percibir las verdades más profundas de la existencia. El lapislázuli también mejora la capacidad de ver más allá de la superficie, favoreciendo una comprensión más profunda de uno mismo y de los demás. A un nivel psicológico más profundo, el lapislázuli favorece la liberación de creencias y patrones limitantes que pueden estar obstaculizando el crecimiento espiritual y el conocimiento de uno mismo. Esta gema es una poderosa herramienta para aquellos que buscan cultivar una mayor conciencia de sí mismos, el empoderamiento personal y la visión espiritual, ofreciendo claridad, orientación y el coraje para vivir con autenticidad y en alineación con el verdadero propósito de uno. Como resultado, el lapislázuli ayuda a cultivar una profunda sensación de paz interior, sabiduría espiritual y confianza para afrontar los retos de la vida con gracia y comprensión.

Desde el punto de vista físico, el lapislázuli es muy apreciado por su capacidad para favorecer la salud y el bienestar general del cuerpo, especialmente en áreas relacionadas con la garganta, el sistema respiratorio y la función inmunitaria. Esta gema tiene un efecto refrescante y calmante en el cuerpo, por lo que es particularmente útil para afecciones asociadas con inflamación, irritación de garganta o problemas respiratorios. El lapislázuli se ha utilizado tradicionalmente para mejorar la salud de la garganta, aliviar el dolor de garganta y reducir los síntomas de laringitis o bronquitis. Sus propiedades calmantes se extienden también al sistema nervioso, donde puede ayudar a aliviar afecciones relacionadas con el estrés, como dolores de cabeza, tensión o ansiedad. Los beneficios del lapislázuli no se limitan a los sistemas respiratorio y nervioso; su energía refrescante también es eficaz para reforzar el sistema inmunitario, aumentar la capacidad del cuerpo para defenderse de las enfermedades y promover la salud en general. Además, se cree que el lapislázuli favorece el proceso de desintoxicación, ayudando a eliminar toxinas y contribuyendo a la vitalidad y el bienestar físico general. Al potenciar las defensas naturales del organismo y favorecer el equilibrio, el lapislázuli ayuda a mantener una salud y resistencia óptimas.

Históricamente, el lapislázuli ha sido venerado por sus cualidades espirituales e intelectuales, por lo que es una de las gemas más preciadas en diversas culturas, tradiciones y prácticas espirituales. En el antiguo Egipto, el lapislázuli se consideraba la piedra de los dioses y se creía que proporcionaba acceso a la sabiduría divina y a la perspicacia espiritual. Se utilizaba a menudo en amuletos, joyas y objetos sagrados para mejorar la conexión espiritual e invocar protección. El lapislázuli se asocia desde hace mucho tiempo con el elemento aire, que simboliza el intelecto, la claridad y la mente superior. Estos atributos se aprovechan en los tiempos modernos para que las personas se beneficien de las propiedades curativas intemporales del lapislázuli. Ya se utilice en meditación, rituales de curación o como parte de una rutina diaria de bienestar, el lapislázuli sigue sirviendo de puente entre las tradiciones antiguas y las prácticas terapéuticas contemporáneas, ofreciendo un enfoque versátil y eficaz para la curación holística y el bienestar espiritual.

El lapislázuli aporta la energía profunda, sabia y espiritualmente esclarecedora de esta amada gema al ámbito del bienestar moderno, convirtiéndola en una herramienta inestimable para quienes buscan claridad, visión espiritual y bienestar holístico. Su incomparable capacidad para estimular el intelecto, armonizar las emociones, mejorar la visión espiritual y favorecer la salud física hace del lapislázuli un remedio polifacético que puede utilizarse en diversos contextos, desde el bienestar cotidiano hasta necesidades terapéuticas más específicas. Como testimonio del poder duradero de la curación natural, el lapislázuli ofrece un camino hacia una vida iluminada, empoderada y armoniosa, guiando a las personas hacia una vida más plena, espiritualmente sintonizada y armoniosa. Tanto si se utiliza como medida preventiva, fuente de guía espiritual o como parte de un plan de bienestar más amplio, el lapislázuli sigue brillando como un faro de sabiduría, claridad espiritual y perspicacia, ofreciendo una fuente intemporal de apoyo e iluminación para aquellos en su viaje hacia el bienestar holístico.

Piedra lunar: Un faro de intuición y equilibrio emocional La piedra luna es una gema de belleza etérea y profunda resonancia emocional, venerada en todas las culturas por sus poderosas propiedades curativas e intuitivas. Esta cautivadora piedra, con su delicado brillo y sus matices iridiscentes, integra a la perfección la sabiduría ancestral con un enfoque holístico del bienestar, ofreciendo una vía completa hacia el equilibrio emocional, la intuición y la armonía interior. Como símbolo de la energía calmante y nutritiva de la luna, la piedra lunar encarna la esencia del equilibrio emocional y la perspicacia espiritual, lo que la convierte en una poderosa aliada para la salud mental, emocional, psicológica y física.

Mentalmente, la piedra lunar es célebre por su capacidad para calmar la mente y potenciar el pensamiento intuitivo. En un mundo donde el razonamiento lógico a menudo eclipsa la inteligencia emocional, la piedra lunar ofrece un suave recordatorio de la importancia del equilibrio entre la mente y el corazón. Esta gema es particularmente eficaz para las personas que luchan con el exceso de pensamiento, la ansiedad o el estrés, proporcionando un bálsamo calmante que aquieta la mente y fomenta un enfoque más intuitivo para la resolución de problemas. La piedra lunar ayuda a disipar la confusión mental y la duda, permitiendo un pensamiento más claro y una mayor confianza en la guía interior. Su energía nutritiva fomenta una actitud receptiva y abierta, facilitando la sintonía con la intuición y la toma de decisiones alineadas con los verdaderos deseos. Para quienes se dedican a la creatividad o la reflexión, la piedra lunar actúa como musa, potenciando la imaginación, la inspiración y la capacidad de ver más allá de lo ordinario. La energía calmante e iluminadora de la piedra lunar no sólo despeja los bloqueos mentales, sino que también abre la mente a la sutil sabiduría del ser interior, capacitando a las personas para navegar por los desafíos de la vida con gracia y claridad.

Emocionalmente, la piedra lunar es conocida por su incomparable capacidad para equilibrar y calmar las emociones, ofreciendo una profunda curación y apoyo emocional. Tradicionalmente se ha utilizado para ayudar a las personas a conectar con sus emociones de forma sana y constructiva, fomentando la conciencia emocional y la resiliencia. En momentos de agitación emocional, inestabilidad o agobio, la piedra lunar actúa como una presencia reconfortante, ayudando a las personas a procesar y liberar emociones negativas como el miedo, la ira o la tristeza. La influencia nutritiva de la piedra lunar ayuda a estabilizar los cambios de humor, reducir la volatilidad emocional y promover una sensación de paz interior y calma. Esta gema es especialmente beneficiosa para aquellos que son sensibles a las energías emocionales de los demás, ya que proporciona una fuerza protectora y de conexión a tierra que protege contra el agobio emocional. La piedra lunar fomenta la curación emocional y la autocompasión, capacitando a las personas para abrazar sus emociones con amabilidad y comprensión. Al fomentar un entorno de equilibrio emocional y armonía, la piedra lunar promueve una expresión emocional sana y una conexión más profunda con el yo interior, lo que conduce a una vida emocional más pacífica y satisfactoria.

Psicológicamente, la piedra lunar es venerada por su capacidad para mejorar la intuición, la visión espiritual y la autoconciencia. Esta gema es particularmente eficaz para las personas que buscan profundizar su conexión con su sabiduría interior o que están en un viaje de crecimiento espiritual. La piedra lunar estimula los chakras del tercer ojo y la coronilla, estrechamente relacionados con la intuición, la conciencia espiritual y el yo superior. Al hacerlo, la piedra lunar fomenta una fuerte conexión con la mente subconsciente y los reinos espirituales, permitiendo a las personas acceder a su guía interior y percibir las verdades más profundas de la existencia. La piedra lunar también mejora la capacidad de reconocer y confiar en los sentimientos intuitivos, promoviendo una comprensión más profunda de uno mismo y del mundo que nos rodea. A un nivel psicológico más profundo, la Piedra Lunar ayuda a liberar viejos patrones emocionales y creencias que pueden estar obstaculizando el crecimiento personal y el autoconocimiento. Esta gema es una poderosa herramienta para aquellos que buscan cultivar una mayor conciencia de sí mismos, la visión espiritual y el empoderamiento personal, ofreciendo claridad, orientación y el coraje para vivir con autenticidad y en alineación con el verdadero propósito de uno. Como resultado, la piedra lunar ayuda a cultivar una profunda sensación de paz interior, sabiduría espiritual y confianza para afrontar los retos de la vida con gracia y comprensión.

Físicamente, la piedra lunar es muy apreciada por su capacidad para apoyar la salud y el bienestar general del cuerpo, especialmente en áreas relacionadas con el sistema reproductivo, el equilibrio hormonal y la salud emocional. Esta gema tiene un efecto refrescante y calmante en el cuerpo, por lo que es particularmente útil para las condiciones asociadas con el estrés, la ansiedad o los desequilibrios hormonales. La piedra lunar se ha utilizado tradicionalmente para favorecer la salud reproductiva, aliviar las molestias menstruales y equilibrar las hormonas, por lo que es especialmente beneficiosa para las mujeres. Sus propiedades calmantes también se extienden al sistema digestivo, donde puede ayudar a aliviar problemas digestivos relacionados con el estrés, como hinchazón, náuseas o indigestión. Los beneficios de la piedra lunar no se limitan a los sistemas reproductor y digestivo; su energía refrescante también es eficaz para promover un sueño reparador, reducir los síntomas del insomnio y mejorar el bienestar emocional general. Además, se cree que la piedra lunar favorece los ritmos naturales del cuerpo, como el ciclo menstrual y el ciclo sueño-vigilia, contribuyendo a la vitalidad y armonía física general. Al mejorar el equilibrio natural del cuerpo y promover la resistencia emocional, la piedra lunar ayuda a mantener una salud y un bienestar óptimos.

Históricamente, la piedra lunar ha sido venerada por sus cualidades intuitivas y emocionales, lo que la convierte en una de las gemas más preciadas en diversas culturas, tradiciones y prácticas espirituales. En la antigua Roma, se creía que la piedra lunar se formaba a partir de la luz de la luna, y a menudo se utilizaba como talismán para protección y guía durante los viajes. En la mitología hindú, la piedra lunar se asocia con la divinidad femenina y se cree que trae buena fortuna y aumenta la fertilidad. La piedra lunar se asocia desde hace mucho tiempo con el elemento agua, que simboliza el flujo y reflujo de las emociones y los ciclos de la vida. Estos atributos se aprovechan en los tiempos modernos para que las personas se beneficien de las propiedades curativas intemporales de la piedra lunar. Ya se utilice en meditación, rituales de curación o como parte de una rutina diaria de bienestar, la piedra lunar sigue sirviendo de puente entre las tradiciones antiguas y las prácticas terapéuticas contemporáneas, ofreciendo un enfoque versátil y eficaz para la curación holística y el bienestar emocional.

La piedra lunar aporta la energía suave, nutritiva e intuitivamente esclarecedora de esta querida gema al ámbito del bienestar moderno, convirtiéndola en una herramienta inestimable para quienes buscan alcanzar el equilibrio emocional, la visión espiritual y el bienestar holístico. Su incomparable capacidad para calmar la mente, equilibrar las emociones, mejorar la intuición y favorecer la salud física hace de la piedra lunar un remedio polifacético que puede utilizarse en diversos contextos, desde el bienestar cotidiano hasta necesidades terapéuticas más específicas. Como testimonio del poder duradero de la curación natural, la Piedra Lunar ofrece un camino hacia una vida pacífica, equilibrada e intuitivamente guiada, guiando a las personas hacia una vida más armoniosa, plena y espiritualmente sintonizada. Tanto si se utiliza como medida preventiva, fuente de apoyo emocional o como parte de un plan de bienestar más amplio, la piedra lunar sigue brillando como un faro de curación emocional, intuición y armonía interior, ofreciendo una fuente intemporal de apoyo y guía para aquellos en su viaje hacia el bienestar holístico.

Peridoto: Una piedra de renovación y energía positiva El peridoto es una piedra preciosa de energía vibrante y rejuvenecimiento, venerada en todas las culturas por sus poderosas propiedades curativas y su capacidad para inspirar cambios positivos. Esta piedra verde brillante, con sus tonalidades ricas y vigorizantes, integra a la perfección la sabiduría ancestral con un enfoque holístico del bienestar, ofreciendo un camino completo hacia la renovación, la protección y la curación emocional. Como símbolo de crecimiento, transformación y abundancia, el peridoto encarna la esencia de la renovación y el poder nutritivo de la tierra, lo que lo convierte en un poderoso aliado para la salud mental, emocional, psicológica y física.

Mentalmente, el peridoto es célebre por su capacidad para despejar la mente de pensamientos negativos y promover una perspectiva positiva. En un mundo donde el estrés, la ansiedad y el pesimismo pueden nublar el pensamiento, el peridoto ofrece una refrescante dosis de claridad y optimismo. Esta gema es particularmente eficaz para las personas que luchan contra la duda, el miedo o los patrones de pensamiento negativo, proporcionando un restablecimiento mental que fomenta una mentalidad más positiva y constructiva. El peridoto ayuda a disipar la confusión mental y las creencias auto-limitantes, permitiendo un pensamiento más claro y un mayor sentido de confianza en uno mismo. Sus propiedades energizantes fomentan un enfoque proactivo ante los retos de la vida, facilitando la superación de obstáculos y la visión de oportunidades donde antes había limitaciones. Para quienes se dedican a actividades creativas o de resolución de problemas, el Peridot sirve como catalizador de la inspiración, la innovación y la capacidad de pensar con originalidad. La energía edificante del Peridot no sólo despeja los bloqueos mentales, sino que también abre la mente a nuevas posibilidades, capacitando a las personas para afrontar la vida con esperanza y entusiasmo renovados.

Emocionalmente, el peridoto es conocido por su capacidad para curar y proteger el corazón, ofreciendo un profundo apoyo emocional y resistencia. Tradicionalmente se ha utilizado para ayudar a las personas a liberarse de viejas heridas emocionales, perdonarse a sí mismas y a los demás, y avanzar con una sensación de paz y cierre. En momentos de confusión emocional, desamor o dolor, el Peridot actúa como un bálsamo calmante, ayudando a las personas a procesar y liberar emociones negativas como la ira, el resentimiento o la amargura. La influencia protectora del Peridoto ayuda a proteger el corazón de daños emocionales, creando un espacio seguro para la curación y la renovación. Esta gema es especialmente beneficiosa para aquellos que se están recuperando de un trauma emocional o que buscan reconstruir su autoestima y la confianza en los demás. El peridoto fomenta la curación emocional y la autocompasión, permitiendo a las personas dejar atrás las heridas del pasado y abrazar un futuro más brillante y positivo. Al fomentar un entorno de protección y renovación emocional, el Peridot promueve una expresión emocional sana y una conexión más profunda con la fuerza y la sabiduría interiores, lo que conduce a una vida emocional más equilibrada y satisfactoria.

Psicológicamente, el Peridot es venerado por su capacidad para mejorar la autoestima, el empoderamiento personal y la resiliencia. Esta gema es particularmente eficaz para las personas que luchan con sentimientos de inadecuación, baja autoestima o falta de motivación. El peridoto estimula los chakras del plexo solar y del corazón, estrechamente relacionados con el poder personal, la confianza en uno mismo y el bienestar emocional. Al hacerlo, el Peridot fomenta un fuerte sentido de la autoestima y la confianza para perseguir los propios objetivos y sueños con determinación y valentía. El Peridot también mejora la capacidad de establecer y mantener límites sanos, facilitando la protección frente a influencias negativas y dando prioridad al propio bienestar. A un nivel psicológico más profundo, el Peridoto ayuda a liberar viejos patrones de miedo, culpa o vergüenza que pueden estar impidiendo a las personas alcanzar su verdadero potencial. Esta gema es una poderosa herramienta para aquellos en un viaje de autodescubrimiento y crecimiento personal, ofreciendo claridad, orientación y la fuerza para vivir auténticamente y en alineación con el verdadero propósito de uno. Como resultado, el Peridot ayuda a cultivar un mayor conocimiento de uno mismo, el empoderamiento personal y la resistencia para afrontar los retos de la vida con confianza y gracia.

Físicamente, el peridoto es muy apreciado por su capacidad para apoyar la salud general del cuerpo, la vitalidad y la recuperación. Esta gema tiene un efecto desintoxicante y revitalizante en el cuerpo, por lo que es particularmente útil para las condiciones asociadas con la toxicidad, la pereza o la fatiga. El peridoto se ha utilizado tradicionalmente para mejorar la salud del hígado y el sistema digestivo, ya que se cree que mejora la capacidad del organismo para desintoxicarse y metabolizar los nutrientes de forma eficaz. Sus propiedades revitalizantes también se extienden a la piel, donde el peridoto se utiliza para favorecer un cutis claro y radiante. Los beneficios del peridoto no se limitan a los sistemas digestivo y tegumentario; su energía vigorizante también es eficaz para aumentar las defensas naturales del organismo, mejorar la capacidad del sistema inmunitario para defenderse de las enfermedades y favorecer la recuperación de las dolencias físicas. Además, se cree que el peridoto favorece la capacidad del cuerpo para regenerarse y renovarse, lo que lo convierte en una valiosa herramienta para quienes se recuperan de una enfermedad o lesión. Al potenciar la vitalidad natural del cuerpo y promover el equilibrio, el Peridot ayuda a mantener unos niveles óptimos de salud y energía, contribuyendo al bienestar físico general.

Históricamente, el peridoto ha sido venerado por sus cualidades protectoras, rejuvenecedoras y transformadoras, convirtiéndolo en una piedra preciosa muy apreciada en diversas culturas, tradiciones y prácticas espirituales. En el antiguo Egipto, el peridoto era conocido como la "gema del sol" y se creía que tenía el poder de alejar a los malos espíritus y traer prosperidad y abundancia. A menudo se llevaba como amuleto o incrustado en joyas para invocar la protección, la renovación y la energía nutritiva de la tierra. El peridoto se asocia desde hace mucho tiempo con el elemento tierra, que simboliza el crecimiento, la curación y los ciclos de la vida. Estos atributos se aprovechan en los tiempos modernos para permitir que las personas se beneficien de las propiedades curativas atemporales del Peridot. Tanto si se utiliza en la meditación, en rituales de curación o como parte de una rutina diaria de bienestar, el Peridoto sigue sirviendo de puente entre las tradiciones antiguas y las prácticas terapéuticas contemporáneas, ofreciendo un enfoque versátil y eficaz para la curación holística y el bienestar.

El peridoto aporta la energía vibrante, protectora y rejuvenecedora de esta querida gema al ámbito del bienestar moderno, convirtiéndola en una herramienta inestimable para aquellos que buscan la renovación, la curación emocional y el bienestar holístico. Su incomparable capacidad para despejar la mente, proteger el corazón, mejorar la autoestima y favorecer la salud física hace del peridoto un remedio polifacético que puede utilizarse en diversos contextos, desde el bienestar cotidiano hasta necesidades terapéuticas más específicas. Como testimonio del poder duradero de la curación natural, el Peridot ofrece un camino hacia una vida positiva, fortalecida y rejuvenecida, guiando a las personas hacia una vida más resistente, plena y armoniosa. Tanto si se utiliza como medida preventiva, fuente de apoyo emocional o como parte de un plan de bienestar más amplio, el Peridot sigue brillando como un faro de renovación, protección y energía positiva, ofreciendo una fuente intemporal de apoyo y transformación para aquellos que se encuentran en su camino hacia el bienestar holístico.

Cuarzo rosa: Una piedra de amor incondicional y curación emocional El cuarzo rosa es una piedra preciosa de suave belleza y profunda profundidad emocional, venerada en todas las culturas por sus poderosas propiedades curativas y su capacidad para abrir el corazón al amor incondicional. Esta suave piedra rosa, con su energía calmante y nutritiva, integra a la perfección la sabiduría ancestral con un enfoque holístico del bienestar, ofreciendo una vía completa hacia la curación emocional, el amor propio y la compasión. Como símbolo de amor, paz y armonía, el Cuarzo Rosa encarna la esencia del amor incondicional y el equilibrio emocional, lo que lo convierte en un poderoso aliado para la salud mental, emocional, psicológica y física.

Mentalmente, el Cuarzo Rosa es célebre por su capacidad para calmar la mente y promover una perspectiva amorosa y compasiva. En un mundo en el que el estrés, la ansiedad y la agitación emocional pueden nublar el pensamiento, el cuarzo rosa ofrece una presencia calmante que fomenta un enfoque más amable y comprensivo ante los retos de la vida. Esta gema es particularmente eficaz para las personas que luchan contra la autoconversación negativa, el miedo al rechazo o los sentimientos de indignidad, ya que proporciona un restablecimiento mental que fomenta la autocompasión y el pensamiento positivo. El cuarzo rosa ayuda a disipar la tensión mental y el estrés emocional, permitiendo una mayor claridad mental y una mayor sensación de paz interior. Su energía nutritiva fomenta una mentalidad de aceptación y amor, facilitando el acercamiento a uno mismo y a los demás con amabilidad y empatía. Para quienes se dedican a la sanación, el asesoramiento o la búsqueda de claridad emocional, el cuarzo rosa sirve como guía reconfortante, mejorando la percepción emocional y la capacidad de navegar por las complejidades de la vida con un corazón amoroso. La suave energía del cuarzo rosa no sólo calma las turbulencias mentales, sino que también abre la mente al poder curativo del amor, capacitando a las personas para cultivar una visión más compasiva y armoniosa de la vida.

Emocionalmente, el cuarzo rosa es conocido por su incomparable capacidad para sanar el corazón y restablecer el equilibrio emocional, ofreciendo un profundo apoyo y consuelo emocional. Tradicionalmente se ha utilizado para ayudar a las personas a abrir su corazón al amor, tanto hacia sí mismas como hacia los demás, fomentando la curación emocional y el perdón. En momentos de dolor emocional, pena o angustia, el Cuarzo Rosa actúa como un bálsamo suave, ayudando a las personas a procesar y liberar emociones negativas como la tristeza, la ira o el miedo. La influencia nutritiva del cuarzo rosa ayuda a curar las heridas emocionales y a restablecer la confianza y la franqueza en las relaciones. Esta gema es especialmente beneficiosa para aquellos que han experimentado pérdidas, traiciones o traumas emocionales, ya que ofrece un camino hacia la renovación emocional y el valor para volver a amar. El cuarzo rosa fomenta el amor y la aceptación de uno mismo, capacitando a las personas para abrazar su verdadero yo y cultivar relaciones sanas y afectuosas. Su influencia también puede extenderse a la dinámica familiar, donde puede ayudar a aliviar tensiones y promover la comprensión. Al fomentar un entorno de sanación emocional y compasión, el cuarzo rosa promueve una expresión emocional sana y una conexión más profunda con el yo interior, lo que conduce a una vida emocional más pacífica y satisfactoria.

Psicológicamente, el Cuarzo Rosa es venerado por su capacidad para mejorar el amor propio, la resistencia emocional y la paz interior. Esta gema es particularmente eficaz para las personas que luchan con sentimientos de inadecuación, autocrítica o inestabilidad emocional. El cuarzo rosa estimula el chakra del corazón, estrechamente relacionado con el amor, la compasión y el bienestar emocional. Al hacerlo, el Cuarzo Rosa fomenta un fuerte sentido de la autoestima y la confianza para abrazar las propias emociones con comprensión y compasión. El Cuarzo Rosa también mejora la capacidad de perdonar, tanto a uno mismo como a los demás, lo que facilita dejar atrás las heridas del pasado y seguir adelante con el corazón abierto. A un nivel psicológico más profundo, el Cuarzo Rosa ayuda a liberar viejos patrones de miedo, culpa o resentimiento que pueden estar obstaculizando el crecimiento emocional y el conocimiento de uno mismo. Esta gema es una poderosa herramienta para aquellos que se encuentran en un viaje de sanación emocional y crecimiento personal, ofreciendo claridad, guía y la fuerza para vivir con autenticidad y amor. La capacidad del Cuarzo Rosa para calmar la agitación emocional lo convierte en un valioso compañero en tiempos de cambio o transición, proporcionando estabilidad y seguridad. Como resultado, el Cuarzo Rosa ayuda a cultivar un mayor conocimiento de uno mismo, el equilibrio emocional y la resistencia para afrontar los retos de la vida con gracia y compasión.

Desde el punto de vista físico, el cuarzo rosa es muy apreciado por su capacidad para favorecer la salud general del cuerpo, especialmente en las áreas relacionadas con el corazón, la circulación y el bienestar emocional. Esta gema tiene un efecto calmante y tranquilizante en el cuerpo, por lo que es particularmente útil para las condiciones asociadas con el estrés, la tensión o la tensión emocional. El cuarzo rosa se ha utilizado tradicionalmente para mejorar la salud del corazón, la circulación y el bienestar físico y emocional. Sus propiedades calmantes también se extienden a la piel, donde el Cuarzo Rosa se utiliza para favorecer un cutis claro y radiante, reducir los signos del envejecimiento y calmar la piel irritada o inflamada. Los beneficios del Cuarzo Rosa no se limitan al corazón y la piel; su energía calmante también es eficaz para favorecer un sueño reparador, reducir los síntomas del insomnio y mejorar la relajación emocional y física general. Además, se cree que el cuarzo rosa favorece la capacidad del cuerpo para curarse de traumas emocionales y promueve una sensación de paz y armonía en el cuerpo físico. Su naturaleza suave la convierte en una gema ideal para quienes se recuperan de una enfermedad o desean mantener el equilibrio emocional y físico. Al mejorar el equilibrio natural del cuerpo y promover la resistencia emocional, el cuarzo rosa ayuda a mantener una salud y un bienestar óptimos.

Históricamente, el Cuarzo Rosa ha sido venerado por sus cualidades amorosas y curativas, convirtiéndolo en una de las gemas más preciadas en diversas culturas, tradiciones y prácticas espirituales. En el antiguo Egipto, se creía que el cuarzo rosa tenía propiedades antienvejecimiento y se utilizaba en máscaras faciales y rituales curativos para promover la belleza y el amor. En la mitología griega, se dice que el cuarzo rosa fue creado por la diosa Afrodita como símbolo del amor y la belleza. El cuarzo rosa se asocia desde hace mucho tiempo con el elemento agua, que simboliza la pureza, la curación emocional y el flujo del amor. Estos atributos se aprovechan en los tiempos modernos para permitir que las personas se beneficien de las propiedades curativas atemporales del cuarzo rosa. Ya se utilice en meditación, rituales de curación o como parte de una rutina diaria de bienestar, el Cuarzo Rosa sigue sirviendo de puente entre las tradiciones antiguas y las prácticas terapéuticas contemporáneas, ofreciendo un enfoque versátil y eficaz para la curación holística y el bienestar emocional.

El Cuarzo Rosa aporta la energía suave, amorosa y emocionalmente curativa de esta querida gema al ámbito del bienestar moderno, convirtiéndola en una herramienta inestimable para aquellos que buscan alcanzar el equilibrio emocional, el amor propio y el bienestar holístico. Su incomparable capacidad para calmar la mente, sanar el corazón, potenciar el amor propio y favorecer la salud física hace del cuarzo rosa un remedio polifacético que puede utilizarse en diversos contextos, desde el bienestar cotidiano hasta necesidades terapéuticas más específicas. Como testimonio del poder duradero de la curación natural, el Cuarzo Rosa ofrece un camino hacia una vida amorosa, compasiva y emocionalmente equilibrada, guiando a las personas hacia una vida más armoniosa, plena y centrada en el corazón. Tanto si se utiliza como medida preventiva, como fuente de apoyo emocional o como parte de un plan de bienestar más amplio, el Cuarzo Rosa sigue brillando como un faro de amor, curación y paz interior, ofreciendo una fuente intemporal de apoyo y transformación para aquellos en su viaje hacia el bienestar holístico.

Topacio: Una piedra de manifestación y claridad El topacio es una piedra preciosa de luminosa belleza y poderosa energía, venerada en todas las culturas por sus propiedades transformadoras y su capacidad para hacer realidad las intenciones. Esta vibrante piedra, que puede variar en color desde el amarillo dorado al azul profundo, integra a la perfección la sabiduría ancestral con un enfoque holístico del bienestar, ofreciendo un camino completo hacia la claridad, el propósito y el empoderamiento personal. Como símbolo de la verdad, la abundancia y la manifestación, el topacio encarna la esencia de la claridad y la intención, lo que lo convierte en un poderoso aliado para la salud mental, emocional, psicológica y física.

Mentalmente, el topacio es célebre por su capacidad para despejar la mente y mejorar la concentración, ayudando a las personas a alinear sus pensamientos con sus objetivos. En un mundo donde las distracciones y el desorden mental pueden impedir el progreso, el topacio ofrece un faro de claridad que ilumina el camino a seguir. Esta gema es particularmente eficaz para las personas que luchan con la indecisión, la dilación o la falta de motivación, proporcionando un restablecimiento mental que fomenta el pensamiento claro y la acción con propósito. El topacio ayuda a disipar la confusión y la niebla mental, permitiendo una mayor concentración y la capacidad de tomar decisiones bien informadas. Sus propiedades energizantes fomentan un enfoque proactivo ante los retos de la vida, facilitando el establecimiento de objetivos y su seguimiento con determinación y confianza. Para quienes se dedican a tareas creativas o estratégicas, el Topacio actúa como catalizador de la innovación, la resolución de problemas y la capacidad de llevar las ideas a buen puerto. La energía iluminadora del Topacio no sólo despeja los bloqueos mentales, sino que también alinea la mente con el poder de la intención, capacitando a las personas para manifestar sus deseos y alcanzar su máximo potencial.

Emocionalmente, el topacio es conocido por su capacidad para elevar el espíritu e inspirar una sensación de alegría y abundancia.

Tradicionalmente se ha utilizado para ayudar a las personas a cultivar una actitud positiva, liberarse de las emociones negativas y abrazar la belleza de la vida. En momentos de estancamiento emocional, duda o miedo, el topacio actúa como una fuerza radiante que disipa la oscuridad y trae luz al corazón. La influencia edificante del Topacio ayuda a disolver bloqueos emocionales, permitiendo a las personas liberarse de sentimientos de tristeza, frustración o desesperanza. Esta gema es especialmente beneficiosa para aquellos que buscan atraer la positividad y la abundancia a sus vidas, ofreciendo un camino hacia la renovación emocional y el coraje para buscar la felicidad. El topacio fomenta la resistencia emocional y el optimismo, permitiendo a las personas afrontar los retos de la vida con gracia y confianza. Al fomentar un entorno de claridad y abundancia emocional, el Topacio promueve una expresión emocional sana y una conexión más profunda con la alegría y el propósito interiores, lo que conduce a una vida emocional más vibrante y satisfactoria. Su influencia se extiende también a las relaciones personales, donde puede ayudar a estrechar lazos, mejorar la comunicación y propiciar un mayor entendimiento y armonía entre las personas.

Psicológicamente, el topacio es venerado por su capacidad para aumentar la confianza en uno mismo, el poder personal y la capacidad de manifestar los propios deseos. Esta gema es especialmente eficaz para las personas que tienen dudas sobre sí mismas, inseguridad o falta de dirección. El topacio estimula los chakras del plexo solar y del tercer ojo, estrechamente relacionados con el poder personal, la intuición y la claridad de visión. De este modo, el Topacio fomenta un fuerte sentimiento de autoestima y la confianza para perseguir los propios objetivos con determinación y entusiasmo. El Topacio también potencia la capacidad de visualizar y manifestar intenciones, facilitando la atracción de oportunidades y la creación de la vida deseada. A un nivel psicológico más profundo, el Topacio ayuda a liberarse de viejos patrones de miedo, escasez o limitación que pueden estar impidiendo a las personas alcanzar su verdadero potencial. Esta gema es una herramienta poderosa para aquellos en un viaje de crecimiento personal y manifestación, ofreciendo claridad, orientación y la fuerza para vivir auténticamente y con propósito. Como resultado, el topacio ayuda a cultivar un mayor conocimiento de uno mismo, el empoderamiento personal y la resistencia para hacer realidad los sueños. Su capacidad para ayudar a las personas a alinear sus objetivos internos con sus acciones externas hace del Topacio una herramienta inestimable para aquellos que buscan cambios positivos y duraderos en sus vidas.

Físicamente, el Topacio es muy apreciado por su capacidad para apoyar la salud general del cuerpo, la vitalidad y la energía. Esta gema tiene un efecto vigorizante y regenerador en el cuerpo, por lo que es particularmente útil para las condiciones asociadas con la fatiga, baja energía o pereza. El topacio se ha utilizado tradicionalmente para mejorar la salud del sistema digestivo, ya que se cree que mejora la capacidad del cuerpo para absorber nutrientes y metabolizar la energía de forma eficaz. Sus propiedades energizantes también se extienden al sistema nervioso, donde el topacio se utiliza para promover la claridad mental, reducir el estrés y mejorar la función cognitiva general. Los beneficios del topacio no se limitan a los sistemas digestivo y nervioso; su energía revitalizante también es eficaz para estimular el sistema inmunitario, mejorar las defensas naturales del organismo y favorecer una rápida recuperación de las dolencias físicas. Además, se cree que el topacio favorece la capacidad del cuerpo para regenerar tejidos y promueve la resistencia física general. También se cree que esta gema ayuda a la desintoxicación, a limpiar el cuerpo de impurezas y a promover una sensación de renovación física. Al potenciar la vitalidad natural del cuerpo y promover el equilibrio, el topacio ayuda a mantener unos niveles óptimos de salud y energía, contribuyendo al bienestar físico general.

Históricamente, el topacio ha sido venerado por sus cualidades protectoras y de manifestación, lo que lo ha convertido en una piedra preciosa muy apreciada en diversas culturas, tradiciones y prácticas espirituales. En la antigua Grecia, se creía que el topacio aumentaba la fuerza y protegía en la batalla, por lo que los guerreros y líderes lo llevaban a menudo como amuleto. En la Europa del Renacimiento, el topacio se asociaba con la riqueza y se creía que atraía la abundancia y el éxito a su portador. En la cultura hindú, el topacio se venera como símbolo del favor divino y la iluminación espiritual, y suele llevarse para aumentar la sabiduría y conectar con reinos superiores. El topacio se asocia desde hace mucho tiempo con el elemento fuego, que simboliza la transformación, la claridad y el poder de la intención. Estos atributos se aprovechan en los tiempos modernos para que las personas se beneficien de las propiedades curativas intemporales del topacio. Ya se utilice en meditación, rituales de curación o como parte de una rutina diaria de bienestar, el topacio sigue sirviendo de puente entre las tradiciones antiguas y las prácticas terapéuticas contemporáneas, ofreciendo un enfoque versátil y eficaz de la curación holística y el fortalecimiento personal.

El topacio aporta la energía radiante, clarificadora y potenciadora de esta amada gema al ámbito del bienestar moderno, convirtiéndola en una herramienta inestimable para aquellos que buscan alcanzar la claridad, la manifestación y el bienestar holístico. Su incomparable capacidad para despejar la mente, elevar el espíritu, potenciar el poder personal y favorecer la salud física hace del topacio un remedio polifacético que puede utilizarse en diversos contextos, desde el bienestar cotidiano hasta necesidades terapéuticas más específicas. Como testimonio del poder duradero de la curación natural, el Topacio ofrece un camino hacia una vida clara, empoderada e impulsada por un propósito, guiando a las personas hacia una vida más plena, abundante y armoniosa. Tanto si se utiliza como medida preventiva, fuente de inspiración o como parte de un plan de bienestar más amplio, el topacio sigue brillando como un faro de manifestación, claridad y fuerza interior, ofreciendo una fuente intemporal de apoyo y transformación para aquellos en su viaje hacia el bienestar holístico.

Turquesa: La turquesa es una piedra preciosa de antigua herencia y profundo significado espiritual, venerada en todas las culturas por sus propiedades protectoras y su capacidad para aportar paz y equilibrio. Esta cautivadora piedra, con su inconfundible tono azul verdoso, integra a la perfección la sabiduría ancestral con un enfoque holístico del bienestar, ofreciendo una vía completa hacia el enraizamiento espiritual, la curación emocional y la protección. Como símbolo de sabiduría, tranquilidad y protección, la Turquesa encarna la esencia del equilibrio espiritual y la paz interior, lo que la convierte en una poderosa aliada para la salud mental, emocional, psicológica y física.

Mentalmente, la Turquesa es célebre por su capacidad de aportar claridad y calma a la mente, ayudando a aliviar el estrés, la ansiedad y el agotamiento mental. En un mundo donde la mente está a menudo sobrecargada de preocupaciones y temores, la Turquesa proporciona un bálsamo calmante que fomenta la serenidad mental y una perspectiva más clara. Esta gema es particularmente eficaz para las personas que luchan contra el exceso de pensamiento, la preocupación o una sensación de inestabilidad mental, proporcionando una influencia calmante que ayuda a aquietar la mente y restaurar una sensación de paz. La turquesa ayuda a disipar los patrones de pensamiento negativos y la confusión mental, permitiendo un enfoque más equilibrado y centrado de los retos de la vida. Sus propiedades de enraizamiento fomentan un enfoque consciente de la vida diaria, facilitando el manejo de situaciones complejas con sabiduría y calma. Para quienes practican la meditación o la espiritualidad, o simplemente buscan claridad mental, la Turquesa sirve de guía y mejora la concentración, la intuición y la capacidad de conectar con estados superiores de conciencia. La tranquila energía de la Turquesa no sólo despeja los bloqueos mentales, sino que también alinea la mente con la sabiduría espiritual, capacitando a las personas para abordar la vida con una sensación de paz y claridad espiritual.

Emocionalmente, la Turquesa es conocida por su poderosa capacidad para curar heridas emocionales y equilibrar el corazón y las emociones.

Tradicionalmente se ha utilizado para ayudar a las personas a liberarse de viejos patrones emocionales, curarse de traumas pasados y restablecer el equilibrio emocional. En momentos de agitación emocional, angustia o dolor, la Turquesa actúa como un protector suave que ayuda a las personas a procesar y liberar emociones negativas como el miedo, la tristeza o la ira. La influencia nutritiva de la Turquesa ayuda a crear un espacio seguro y de apoyo para la curación emocional, permitiendo a las personas reconstruir su fuerza emocional y resistencia. Esta gema es especialmente beneficiosa para aquellos que se sienten emocionalmente agotados o abrumados, ofreciendo un camino hacia la renovación emocional y el coraje para abrazar la vida con un renovado sentido de esperanza y alegría. La turquesa fomenta la honestidad emocional y la autoexpresión, capacitando a las personas para comunicar sus sentimientos con claridad y compasión. Al fomentar un entorno de curación y equilibrio emocional, la Turquesa favorece una expresión emocional sana y una conexión más profunda con el yo interior, lo que conduce a una vida emocional más pacífica y armoniosa.

Psicológicamente, la Turquesa es venerada por su capacidad para aumentar la conciencia espiritual, la sabiduría interior y la protección. Esta gema es particularmente eficaz para las personas que buscan profundizar en su práctica espiritual o que están en un viaje de autodescubrimiento y crecimiento espiritual. La turquesa estimula los chakras de la garganta y el tercer ojo, estrechamente relacionados con la comunicación, la intuición y la visión espiritual. Al hacerlo, la Turquesa fomenta una fuerte conexión con el yo superior y los reinos espirituales, permitiendo a las personas acceder a su sabiduría interior y percibir las verdades más profundas de la existencia. La Turquesa también mejora la capacidad de comunicar las propias percepciones y experiencias espirituales, lo que facilita compartir el propio viaje con los demás. A un nivel psicológico más profundo, la Turquesa ayuda a liberar el miedo, la duda y las creencias autolimitantes que pueden estar obstaculizando el crecimiento espiritual y el conocimiento de uno mismo. Esta gema es una poderosa herramienta para aquellos que buscan cultivar una mayor conciencia de sí mismos, protección espiritual y paz interior, ofreciendo claridad, orientación y la fuerza para vivir con autenticidad y en alineación con el verdadero propósito de uno. Como resultado, la Turquesa ayuda a cultivar un profundo sentido de arraigo espiritual, protección y confianza para afrontar los retos de la vida con sabiduría y gracia. Su capacidad para equilibrar la visión espiritual con la sabiduría práctica hace de la Turquesa una compañera inestimable para quienes buscan integrar su comprensión espiritual en la vida cotidiana, fomentando una conexión armoniosa entre los mundos espiritual y material.

Físicamente, la Turquesa es muy apreciada por su capacidad para apoyar la salud general del cuerpo, la vitalidad y la protección. Esta gema tiene un efecto purificador y fortalecedor sobre el cuerpo, por lo que es especialmente útil para afecciones asociadas a deficiencias del sistema inmunitario, problemas respiratorios o agotamiento físico. La turquesa se ha utilizado tradicionalmente para favorecer la salud del sistema respiratorio, ya que se cree que mejora la capacidad del cuerpo para desintoxicarse y fortalece los pulmones y la garganta. Sus propiedades purificadoras se extienden también a la piel, donde la turquesa se utiliza para calmar la piel irritada, reducir la inflamación y favorecer un cutis claro y sano. Los beneficios de la Turquesa no se limitan a los sistemas respiratorio y tegumentario; su energía protectora también es eficaz para proteger el cuerpo de las toxinas ambientales y las influencias negativas, mejorar las defensas naturales del organismo y promover el bienestar físico general. Además, se cree que la turquesa favorece la capacidad del cuerpo para regenerarse y recuperarse de enfermedades o lesiones, lo que la convierte en una valiosa herramienta para quienes buscan mantener la fuerza física y la resistencia. También se cree que esta gema equilibra los sistemas energéticos del cuerpo, fomentando la armonía y la vitalidad en todo el organismo. Al potenciar la vitalidad natural del cuerpo y promover el equilibrio, la Turquesa ayuda a mantener una salud y un bienestar óptimos, contribuyendo a un estado de equilibrio físico y energético.

Históricamente, la Turquesa ha sido venerada por sus cualidades protectoras y curativas, convirtiéndola en una de las piedras preciosas más preciadas en diversas culturas, tradiciones y prácticas espirituales. En el antiguo Egipto, la turquesa se usaba como amuleto protector y se creía que traía buena fortuna y protegía al portador de cualquier daño. Entre las culturas nativas americanas, la turquesa se considera una piedra sagrada, utilizada en rituales y ceremonias para conectar con el mundo espiritual y aportar protección y curación. La turquesa se ha asociado durante mucho tiempo con el cielo y la tierra, simbolizando la conexión entre los reinos espiritual y físico. Estos atributos se aprovechan en los tiempos modernos para que las personas puedan beneficiarse de las propiedades curativas intemporales de la turquesa. Tanto si se utiliza en la meditación, en rituales de curación o como parte de una rutina diaria de bienestar, la Turquesa sigue sirviendo de puente entre las tradiciones antiguas y las prácticas terapéuticas contemporáneas, ofreciendo un enfoque versátil y eficaz para la curación holística y la protección espiritual.

La capacidad única de la Turquesa para combinar protección, enraizamiento espiritual y curación emocional la convierte en una herramienta indispensable para quienes buscan alcanzar el equilibrio y la armonía en todos los aspectos de la vida. A diferencia de muchas piedras preciosas que se centran en un aspecto singular de la curación, la Turquesa proporciona un enfoque multifacético que se ocupa de la mente, el cuerpo y el espíritu de una manera integradora. Ya sea por su claridad mental, su apoyo emocional o su vitalidad física, la Turquesa ofrece un camino hacia una conexión más profunda con uno mismo y con el mundo que nos rodea. Es un testimonio del poder duradero de las gemas para ofrecer protección y perspicacia, guiando a las personas hacia una vida de paz, sabiduría y alineación espiritual. En un mundo cada vez más complejo y acelerado, donde la paz interior y la protección tienen un valor incalculable, la Turquesa brilla como un faro de fuerza y serenidad, ayudando a quienes la adoptan a vivir con mayor confianza, claridad espiritual y un sentido de propósito arraigado.

Sodalita: Una piedra de verdad e intuición La sodalita es una gema de profunda resonancia espiritual y claridad intelectual, venerada en todas las culturas por su capacidad para despertar la mente y mejorar la visión interior. Esta piedra de intenso color azul, a menudo veteada de calcita blanca, integra a la perfección la sabiduría ancestral con un enfoque holístico del bienestar, ofreciendo una vía completa hacia la verdad, la claridad y la autoexpresión. Como símbolo de racionalidad, perspicacia y comunicación profunda, la sodalita encarna la esencia del despertar intelectual y la verdad interior, lo que la convierte en una poderosa aliada para la salud mental, emocional, psicológica y física.

Mentalmente, la sodalita es célebre por su capacidad de aportar claridad y orden a la mente, ayudando a mejorar el pensamiento racional, la concentración y la perspicacia intelectual. En un mundo donde la sobrecarga de información y las distracciones mentales son comunes, la sodalita sirve como un faro de claridad que ayuda a organizar los pensamientos y fomentar un enfoque más estructurado para la resolución de problemas. Esta gema es particularmente eficaz para las personas que luchan contra la confusión, los pensamientos dispersos o la dificultad para concentrarse, ya que proporciona un marco mental que fomenta el pensamiento claro y el análisis lógico. La sodalita ayuda a disipar la niebla mental y la disonancia cognitiva, permitiendo una mayor concentración y la capacidad de ver las situaciones desde una perspectiva equilibrada y objetiva. Sus propiedades calmantes fomentan un enfoque reflexivo y mesurado de los retos de la vida, facilitando la toma de decisiones bien informadas y la comunicación de ideas con claridad y confianza. Para quienes se dedican a actividades intelectuales, al estudio o a trabajos que requieren precisión mental, la sodalita es una poderosa herramienta para mejorar la concentración, la memoria y la capacidad de asimilar conceptos complejos. La energía estructurada de la sodalita no sólo despeja los bloqueos mentales, sino que también alinea la mente con la búsqueda de la verdad y la sabiduría, lo que permite a las personas abordar la vida con un sentido de claridad e integridad intelectual.

Además de mejorar la claridad, la sodalita es conocida por su capacidad para inspirar creatividad y pensamiento original. Estimula la mente para explorar nuevas ideas, fomentando la innovación y el descubrimiento de soluciones novedosas a los problemas. En campos creativos como la escritura, el arte o el diseño, la sodalita puede servir como musa, ayudando a desbloquear el flujo de ideas y aportando una nueva perspectiva al trabajo. La influencia de la piedra se extiende también a la comunicación verbal, donde ayuda a expresar los pensamientos con claridad y eficacia, lo que la convierte en una herramienta inestimable para oradores, educadores y cualquiera que ejerza profesiones que requieran una comunicación articulada y persuasiva.

Emocionalmente, la sodalita es conocida por su capacidad para estabilizar las emociones y promover la honestidad emocional y la autoexpresión. Tradicionalmente se ha utilizado para ayudar a las personas a conectar con sus verdaderos sentimientos, permitiéndoles expresar sus emociones de forma clara y constructiva. En momentos de confusión emocional, dudas sobre uno mismo o miedo a ser juzgado, la sodalita actúa como una fuerza estabilizadora que fomenta el equilibrio emocional y el valor para decir la verdad. La influencia estabilizadora de la sodalita ayuda a calmar las tormentas emocionales y a aportar una sensación de paz y equilibrio al corazón. Esta gema es especialmente beneficiosa para quienes luchan contra la represión emocional, el miedo a la confrontación o la dificultad para comunicar sus verdaderos sentimientos. La sodalita fomenta la apertura emocional y la autoconciencia, permitiendo a las personas expresar sus emociones con autenticidad y claridad. Al fomentar un entorno de honestidad y equilibrio emocional, la sodalita promueve una expresión emocional sana y una conexión más profunda con la verdad interior, lo que conduce a una vida emocional más armoniosa y satisfactoria.

Además de fomentar el equilibrio emocional, la sodalita es una poderosa aliada en el desarrollo de la resiliencia emocional. Favorece la liberación de miedos y fobias profundamente arraigados, ayudando a las personas a superar bloqueos emocionales que pueden haberles frenado. La sodalita fomenta la autoaceptación y la confianza, sobre todo en situaciones en las que uno puede sentirse vulnerable o inseguro. Al promover una imagen saludable de uno mismo y reforzar la autoestima, la sodalita permite a las personas navegar por sus emociones con mayor facilidad y abordar los retos de la vida con un comportamiento tranquilo y sereno. Esta gema también ayuda a resolver conflictos, tanto dentro de uno mismo como con los demás, fomentando la comunicación honesta y el entendimiento mutuo.

Psicológicamente, la sodalita es venerada por su capacidad para mejorar la intuición, la autoconciencia y la visión espiritual. Esta gema es particularmente eficaz para las personas que buscan profundizar su comprensión de sí mismos y del mundo que les rodea o que están en un viaje de crecimiento espiritual y autodescubrimiento. La sodalita estimula los chakras del tercer ojo y la garganta, estrechamente relacionados con la intuición, la perspicacia y la comunicación. Al hacerlo, la sodalita fomenta una fuerte conexión con el yo interior y los reinos superiores, permitiendo a las personas acceder a su sabiduría interior y percibir las verdades más profundas de la existencia. La sodalita también mejora la capacidad de comunicar las propias percepciones y experiencias espirituales, lo que facilita compartir el propio viaje con los demás y articular ideas complejas con claridad. A un nivel psicológico más profundo, la sodalita ayuda a liberar las creencias limitantes, el miedo y la duda que pueden obstaculizar el crecimiento personal y el conocimiento de uno mismo. Esta gema es una poderosa herramienta para aquellos que buscan cultivar una mayor conciencia de sí mismos, la visión espiritual y el empoderamiento personal, ofreciendo claridad, orientación y el coraje para vivir con autenticidad y en alineación con el verdadero propósito de uno. Como resultado, la sodalita ayuda a cultivar una profunda sensación de paz interior, sabiduría espiritual y confianza para afrontar los retos de la vida con perspicacia e integridad.

La influencia de la sodalita se extiende más allá del individuo, fomentando una sensación de conexión y unidad con la conciencia colectiva. Se utiliza a menudo en grupos para mejorar la comunicación, promover la armonía y fomentar la búsqueda colectiva de la verdad. En las comunidades espirituales, la sodalita se valora por su capacidad para alinear la energía del grupo, facilitando el trabajo conjunto hacia un objetivo común. También apoya el proceso de despertar espiritual, ayudando a las personas a integrar sus experiencias espirituales en su vida diaria y a expresar sus percepciones espirituales con claridad y confianza.

Físicamente, la sodalita es muy apreciada por su capacidad para ayudar a la salud general del cuerpo, especialmente en las áreas relacionadas con la garganta, el sistema inmunitario y el sistema nervioso. Esta gema tiene un efecto calmante y equilibrante en el cuerpo, por lo que es particularmente útil para las condiciones asociadas con el estrés, la ansiedad o la tensión. La sodalita se ha utilizado tradicionalmente para favorecer la salud de la garganta, aliviar los síntomas de las infecciones de garganta y mejorar la claridad vocal. Sus propiedades calmantes también se extienden al sistema nervioso, donde la sodalita se utiliza para reducir los síntomas de afecciones relacionadas con el estrés, como dolores de cabeza, insomnio o tensión nerviosa. Los beneficios de la sodalita no se limitan a la garganta y el sistema nervioso; su energía armonizadora también es eficaz para apoyar el sistema inmunológico, mejorar las defensas naturales del cuerpo y promover el bienestar físico general. Además, se cree que la sodalita favorece la capacidad del cuerpo para regular y equilibrar sus energías, contribuyendo a un estado de equilibrio físico y emocional. Al potenciar la resistencia natural del cuerpo y promover el equilibrio, la sodalita ayuda a mantener una salud y un bienestar óptimos, contribuyendo a un estado de armonía física, emocional y energética.

Además, se cree que la sodalita ayuda a regular la presión sanguínea y a prevenir el insomnio, lo que la convierte en una valiosa herramienta para quienes sufren estrés crónico o trastornos del sueño. También se dice que favorece el sistema linfático, ayudando a limpiar el cuerpo de toxinas y a reducir la inflamación. La capacidad de la piedra para armonizar la energía del cuerpo la convierte en una excelente compañera para quienes se someten a rehabilitación física o se recuperan de una enfermedad, ya que estimula los procesos curativos naturales del cuerpo y promueve una sensación de bienestar general.

Históricamente, la sodalita ha sido venerada por sus cualidades intelectuales y espirituales, lo que la convierte en una piedra preciosa muy apreciada en diversas culturas, tradiciones y prácticas espirituales. En la antigua Grecia, la sodalita se asociaba con la diosa de la sabiduría, Atenea, y se creía que mejoraba la destreza intelectual y las habilidades comunicativas. En las culturas nativas americanas, la sodalita se utilizaba en ceremonias espirituales para conectar con el mundo espiritual y comprender los misterios de la vida. La sodalita se ha asociado durante mucho tiempo con el elemento aire, que simboliza la mente, el intelecto y la búsqueda de la verdad. Estos atributos se aprovechan en los tiempos modernos para que las personas se beneficien de las propiedades curativas intemporales de la sodalita. Ya se utilice en meditación, rituales de curación o como parte de una rutina diaria de bienestar, la sodalita sigue sirviendo de puente entre las antiguas tradiciones y las prácticas terapéuticas contemporáneas, ofreciendo un enfoque versátil y eficaz para la curación holística y la potenciación intelectual.

La capacidad única de la sodalita para combinar claridad intelectual, equilibrio emocional y perspicacia espiritual la convierte en una herramienta inestimable para quienes buscan alcanzar la armonía y la sabiduría en todos los aspectos de la vida. A diferencia de muchas gemas que se centran únicamente en la mente, el cuerpo o el espíritu, la sodalita proporciona un enfoque integrador que se dirige a todo el ser, promoviendo una sensación de equilibrio y alineación. Ya sea por su claridad mental, su apoyo emocional o su visión espiritual, la sodalita ofrece un camino hacia una comprensión más profunda de uno mismo y del mundo. Es un testimonio del poder duradero de las gemas para fomentar la verdad y la sabiduría, guiando a las personas hacia una vida de claridad intelectual, honestidad emocional y alineación espiritual. En un mundo donde la verdad y la comprensión son a menudo difíciles de alcanzar, la sodalita brilla como un faro de sabiduría y perspicacia, ayudando a aquellos que la abrazan a vivir con mayor claridad, integridad y propósito, creando una vida que resuena con la verdad y la armonía interior.

Granate: Un catalizador para la vitalidad y el bienestar holístico El granate, una gema de vigor e intensidad incomparables, ha sido apreciado durante mucho tiempo por sus potentes propiedades curativas y su vibrante energía. Esta cautivadora piedra integra la sabiduría ancestral con un moderno enfoque holístico del bienestar, ofreciendo una sólida vía hacia la vitalidad y el equilibrio en todos los aspectos de la vida. A menudo asociado con el elemento fuego, el granate encarna la esencia de la pasión, la fuerza y la regeneración, lo que lo convierte en un poderoso aliado para mejorar la salud mental, emocional, psicológica y física. La energía del granate es como el calor constante de una brasa incandescente, que ofrece una fuente constante de fuerza y renovación que puede aprovecharse en muchos ámbitos de la vida.

Mentalmente, el granate es célebre por su capacidad para estimular la mente, fomentando la claridad, la concentración y un mayor sentido del propósito. En el exigente mundo actual, en el que la fatiga mental, la confusión y la falta de motivación son problemas comunes, el granate actúa como una fuerza vigorizante. Esta gema es particularmente eficaz para las personas que buscan superar el estancamiento mental y la dilación, encendiendo la creatividad y fomentando una mentalidad proactiva. Las cualidades energizantes del granate ayudan a disipar el letargo y los bloqueos mentales, permitiendo un enfoque más dinámico y asertivo de los retos de la vida. Aumenta la agudeza mental, lo que permite tomar decisiones rápidas y tener un claro sentido de la orientación. Para quienes se dedican a la planificación estratégica, los estudios o la creatividad, el granate es una poderosa herramienta que mejora la función cognitiva y fomenta el pensamiento innovador. La ardiente energía del granate también ayuda a transformar los patrones de pensamiento negativos, fomentando una perspectiva positiva y un renovado sentido de la determinación. La estimulación mental del granate no sólo ayuda en las tareas cotidianas, sino también en la visión a largo plazo, ayudando a las personas a establecer y alcanzar sus objetivos con confianza y claridad.

Emocionalmente, el granate es famoso por su capacidad para inspirar pasión, valor y un profundo sentido del compromiso. Tradicionalmente se ha utilizado para reavivar las llamas del amor, mejorar los vínculos afectivos y crear lazos más fuertes entre las personas, por lo que es uno de los favoritos de quienes buscan fortalecer las relaciones existentes o atraer un nuevo amor. En momentos de agitación emocional, el granate actúa como una presencia estabilizadora, ayudando a las personas a navegar por sentimientos intensos con confianza y gracia. La energía vigorizante del granate permite afrontar y liberar emociones reprimidas, facilitando la curación emocional y la transformación personal. Esta gema es especialmente beneficiosa para quienes luchan contra sentimientos de inseguridad, inestabilidad emocional o duelos no resueltos, ya que proporciona una sensación de arraigo y resistencia emocional. El granate anima a las personas a abrazar sus pasiones, seguir los deseos de su corazón y perseguir sus ambiciones con un compromiso inquebrantable. Al fomentar la fortaleza y la estabilidad emocional, el granate ayuda a las personas a mantener el equilibrio en los momentos difíciles, promoviendo un estado emocional equilibrado que contribuye al bienestar general. Su capacidad para agitar profundas corrientes emocionales convierte al granate en un poderoso aliado para quienes emprenden un viaje de sanación emocional, ayudando a transformar el dolor en fortaleza y el miedo en valentía.

Psicológicamente, el granate es venerado por su capacidad para aumentar la confianza en uno mismo, la asertividad y el poder personal. Esta gema es especialmente eficaz para las personas que dudan de sí mismas, tienen baja autoestima o les cuesta defenderse en situaciones difíciles. El granate energiza los chakras raíz y sacro, asociados a la estabilidad, la seguridad, la creatividad y la energía sexual. Al hacerlo, fomenta un profundo sentimiento de seguridad en uno mismo y de empoderamiento, ayudando a las personas a superar miedos, inseguridades e inhibiciones que pueden obstaculizar su capacidad para expresarse plenamente. El granate también fomenta la perseverancia, el coraje y la resistencia, especialmente en situaciones en las que es necesario actuar con decisión, afirmar los límites o enfrentarse a los miedos. A un nivel psicológico más profundo, el granate favorece la liberación de viejas creencias, comportamientos y patrones limitantes que pueden estar impidiendo a las personas alcanzar todo su potencial. Esta gema es una poderosa aliada para quienes emprenden un viaje de superación personal y transformación, ya que ofrece una visión del verdadero potencial, el propósito vital y el camino hacia la realización personal. La energía del granate fomenta la autoexploración, la aceptación de uno mismo y el valor para vivir con autenticidad, ayudando a las personas a descubrir su verdadera naturaleza y a aceptar sus dones únicos. Como resultado, el granate ayuda a cultivar un mayor autoconocimiento, autodominio y empoderamiento personal, allanando el camino hacia una vida más auténtica, segura y plena. Fomenta la búsqueda intrépida del crecimiento y la transformación personales, permitiendo a las personas liberarse del pasado y avanzar hacia su poder.

Físicamente, el granate es muy apreciado por su capacidad para revitalizar el cuerpo, favorecer la salud general y promover la fuerza física y la resistencia. Esta gema es conocida por sus propiedades energizantes, regeneradoras y desintoxicantes, por lo que resulta especialmente útil en casos de fatiga, falta de energía, agotamiento físico o pereza. El granate se ha utilizado tradicionalmente para favorecer la salud circulatoria, mejorando el flujo sanguíneo, la oxigenación y la salud del corazón, esenciales para la vitalidad general. Sus propiedades estimulantes se extienden también al aparato reproductor, donde puede mejorar la fertilidad, equilibrar la energía sexual y favorecer la salud y vitalidad reproductivas en general. Los beneficios del granate no se limitan a sistemas corporales específicos; su energía vigorizante también es eficaz para la piel, donde puede mejorar la circulación, favorecer la desintoxicación, reducir la aparición de cicatrices y favorecer un cutis sano y radiante. Además, se cree que el granate refuerza el sistema inmunitario, aumenta las defensas naturales del organismo, favorece la rápida recuperación de enfermedades o lesiones y ayuda al cuerpo a combatir las infecciones. También desempeña un papel crucial en el proceso de desintoxicación, ayudando a eliminar las toxinas del cuerpo y a que el hígado y los riñones realicen sus funciones naturales de limpieza. Al favorecer la energía vital del cuerpo, promover el equilibrio y potenciar los procesos curativos naturales del organismo, el granate ayuda a mantener una salud óptima, el bienestar físico y la vitalidad. La influencia del granate en la salud física no sólo es preventiva, sino también reparadora, lo que lo convierte en una valiosa herramienta de recuperación y regeneración.

Históricamente, el granate ha sido venerado por sus cualidades protectoras, reconstituyentes y energizantes, lo que lo ha convertido en una piedra preciosa muy apreciada en diversas culturas y tradiciones. En la antigüedad, el granate se consideraba un talismán de protección, poder y prosperidad que llevaban guerreros, líderes y viajeros para garantizar la seguridad, el éxito y la victoria en la batalla. A menudo se utilizaba como amuleto para alejar las energías negativas, los espíritus malignos y los daños físicos, al tiempo que potenciaba la fuerza, el valor y la determinación personales. La asociación del granate con el elemento fuego ha simbolizado durante mucho tiempo la vitalidad, la transformación y la propia fuerza vital, encarnando el poder de encender y mantener las pasiones y los deseos de la vida. Estos atributos siguen aprovechándose en los tiempos modernos, lo que permite a las personas beneficiarse de las eternas propiedades curativas del granate. Ya se utilice en meditación, rituales de curación o como parte de una rutina diaria de bienestar, el granate sigue sirviendo de puente entre las tradiciones ancestrales y las prácticas terapéuticas contemporáneas, ofreciendo un enfoque versátil, potente y eficaz de la curación holística. El legado del granate como piedra de fuerza, protección y pasión perdura, convirtiéndolo en un poderoso símbolo de la energía vital y del eterno impulso hacia el crecimiento y la transformación.

El granate aporta la energía dinámica, revitalizante y fortalecedora de esta poderosa gema al ámbito del bienestar moderno, convirtiéndola en una valiosa herramienta para quienes buscan alcanzar el equilibrio, la vitalidad y el bienestar holístico. Su capacidad para estimular la mente, encender las pasiones, aumentar la confianza en uno mismo y favorecer la salud física hace del granate un remedio polifacético que puede utilizarse en diversos contextos, desde el bienestar cotidiano hasta necesidades terapéuticas más específicas. Como testimonio del poder duradero de la curación natural, el granate ofrece un camino hacia la capacitación personal, la transformación y la salud holística, guiando a las personas hacia una vida más enérgica, apasionada y plena. Ya se utilice como medida preventiva o como parte de un plan de bienestar más amplio, el granate sigue brillando como un faro de fuerza, vitalidad y curación, ofreciendo una fuente intemporal de apoyo, inspiración y empoderamiento a quienes emprenden el camino hacia el bienestar. La influencia del granate trasciende la mera salud física y afecta a los ámbitos emocional, psicológico y espiritual para ofrecer un enfoque integral de la curación y el crecimiento, lo que lo convierte en un componente esencial de cualquier práctica de bienestar holístico.

El diamante: Un faro de claridad, fuerza y bienestar holístico El diamante, la más venerada de todas las piedras preciosas, es célebre por su incomparable brillo, dureza y pureza. Esta extraordinaria piedra, a menudo considerada el símbolo definitivo de la perfección y la invencibilidad, ha sido apreciada durante siglos en todas las culturas por sus profundas propiedades curativas y su significado espiritual. Al integrar la sabiduría ancestral con las prácticas holísticas modernas, el diamante ofrece un poderoso camino hacia la claridad, la fuerza y el equilibrio en todos los aspectos de la vida. Como símbolo de las más altas aspiraciones, el diamante encarna la esencia de la luz, la energía y la resistencia, lo que lo convierte en un aliado excepcional para la salud mental, emocional, psicológica y física. El diamante suele considerarse el epítome de la perfección y una representación de la forma más pura de lo divino, ya que refleja la luz en todas direcciones y simboliza la iluminación del alma.

Mentalmente, el diamante es famoso por su capacidad para aumentar la claridad, la concentración y la agudeza intelectual. En un mundo en el que las distracciones y la niebla mental a menudo nublan nuestro juicio, el diamante sirve como faro de claridad mental, ayudando a las personas a superar la confusión y acceder a un nivel más profundo de comprensión. Esta gema es especialmente eficaz para quienes buscan agudizar su intelecto, mejorar la concentración y lograr precisión mental en su vida diaria. Las cualidades de claridad del diamante ayudan a despejar la mente de pensamientos innecesarios, permitiendo un enfoque más centrado y organizado para la resolución de problemas, la toma de decisiones y el pensamiento creativo. Estimula la mente, fomentando el pensamiento rápido, el razonamiento lógico y la capacidad de ver las situaciones desde múltiples perspectivas. Para quienes se dedican a tareas intelectualmente exigentes o se enfrentan a retos complejos, el diamante es una herramienta poderosa para mejorar la agudeza mental y facilitar las ideas innovadoras. La energía de alta frecuencia del diamante no sólo disipa los bloqueos mentales, sino que también inspira un sentido de fortaleza mental y determinación, lo que permite a las personas perseguir sus objetivos con un enfoque y una confianza inquebrantables. Además, se cree que el diamante mejora la retención y el recuerdo de la memoria, lo que lo convierte en un activo inestimable para estudiantes, profesionales y cualquiera que dependa de la agilidad mental en su trabajo o en su vida diaria.

Emocionalmente, el diamante es venerado por sus propiedades estabilizadoras y fortalecedoras. Se asocia a menudo con el amor, el compromiso y la resistencia emocional, lo que lo convierte en una elección popular para quienes buscan profundizar en sus vínculos afectivos y fortalecer sus relaciones. El diamante se ha utilizado tradicionalmente para mejorar la estabilidad emocional, proporcionando una sensación de fuerza interior y resolución inquebrantable ante los desafíos emocionales. En momentos de turbulencia emocional, el diamante actúa como una fuerza de apoyo, ayudando a las personas a navegar por sus sentimientos con gracia, aplomo y seguridad en sí mismas. La energía inquebrantable del diamante permite afrontar y liberar patrones emocionales profundamente arraigados, facilitando la curación emocional y el crecimiento personal. Esta gema es especialmente beneficiosa para quienes luchan contra sentimientos de inseguridad, miedo o vulnerabilidad emocional, ya que ofrece una sensación de protección y fortaleza emocional. El diamante fomenta la resistencia emocional, ayudando a las personas a mantener la compostura y el equilibrio incluso en las circunstancias más difíciles. Al fomentar una sensación de fuerza interior y seguridad en uno mismo, el diamante promueve una expresión emocional sana y profundiza la conexión con el yo interior, lo que conduce a una vida emocional más equilibrada y satisfactoria. Además, el diamante se considera a menudo un símbolo de amor y lealtad eternos, por lo que es un compañero ideal para quienes buscan reforzar los lazos con sus seres queridos o renovar su compromiso con los valores y las relaciones personales.

Psicológicamente, el diamante es apreciado por su capacidad para mejorar la autodisciplina, el poder personal y la iluminación espiritual. Esta gema es especialmente eficaz para las personas que desean reforzar su fuerza de voluntad, superar la dilación y alcanzar un mayor nivel de autodominio. El diamante energiza el chakra coronario, asociado a la conciencia espiritual, la iluminación y la conexión con lo divino. Al hacerlo, facilita la alineación de los pensamientos y acciones con las intenciones más elevadas, ayudando a las personas a vivir con integridad, propósito y autenticidad. El diamante también promueve la liberación de creencias, comportamientos y apegos limitantes que pueden impedir que las personas desarrollen su verdadero potencial. A un nivel psicológico más profundo, el diamante favorece el desarrollo de la sabiduría interior, la autoconciencia y la perspicacia espiritual, ofreciendo claridad y perspectiva sobre la trayectoria vital y el propósito del alma. Esta gema es una poderosa aliada para quienes emprenden un viaje de autodescubrimiento y crecimiento espiritual, ya que proporciona la claridad y la fuerza necesarias para navegar por las complejidades de la vida con gracia y confianza. Como resultado, el diamante ayuda a cultivar una sensación de paz interior, autocapacitación y plenitud espiritual, allanando el camino hacia una existencia más iluminada y llena de sentido. Además, su influencia se extiende a ayudar a las personas a liberarse de hábitos o patrones destructivos, reforzando su capacidad para mantenerse fieles a sus metas y aspiraciones.

Físicamente, el diamante es muy apreciado por su capacidad para favorecer la salud y la vitalidad en general. Conocido por su incomparable dureza y durabilidad, el diamante simboliza fuerza y resistencia, cualidades que se extienden a su influencia en el cuerpo físico. Esta gema se ha utilizado tradicionalmente para mejorar la resistencia física, la vitalidad y la función inmunitaria, por lo que resulta especialmente beneficiosa para quienes se recuperan de una enfermedad o lesión. Se cree que la energía de alta frecuencia del diamante favorece la regeneración celular y apoya los procesos curativos naturales del cuerpo, ayudando a reparar y renovar tejidos y órganos. Sus propiedades vigorizantes también se extienden al sistema nervioso, donde puede ayudar a aliviar el estrés, la ansiedad y la tensión nerviosa, promoviendo una sensación de calma y relajación. Además, se cree que el diamante tiene un efecto purificador en el cuerpo, ayudando a eliminar toxinas y favoreciendo la salud general de los sistemas circulatorio y respiratorio. Al reforzar la energía vital del cuerpo y promover el equilibrio, el diamante ayuda a mantener una salud óptima, el bienestar físico y la longevidad. Su influencia en la salud física es tanto preventiva como reparadora, lo que lo convierte en una valiosa herramienta para mantener la fuerza y la vitalidad a lo largo de los desafíos de la vida. También se cree que el diamante mejora el metabolismo y promueve el uso eficiente de la energía en el cuerpo, aumentando así la resistencia general y el rendimiento físico. Se dice que su frecuencia vibratoria única resuena con los sistemas energéticos del cuerpo, mejorando el flujo de energía vital (o "chi") y favoreciendo la capacidad del cuerpo para curarse de forma natural.

Históricamente, el diamante ha sido venerado por su incomparable brillo, pureza y cualidades protectoras, lo que lo ha convertido en símbolo de poder, riqueza e iluminación espiritual en diversas culturas y tradiciones. En la antigüedad, el diamante se consideraba un don divino y se creía que poseía el poder de alejar el mal, proteger contra el daño y traer el éxito y la prosperidad a su portador. A menudo se utilizaba como talismán o amuleto, y lo llevaban reyes, guerreros y líderes espirituales para invocar la protección y la guía divinas. La asociación del diamante con el chakra coronario y la iluminación espiritual lo ha convertido desde hace mucho tiempo en un símbolo de las aspiraciones más elevadas, encarnando la luz del alma y la pureza de la conciencia divina. Estos atributos siguen aprovechándose en los tiempos modernos, lo que permite a las personas beneficiarse de las eternas propiedades curativas del diamante. Ya se utilice en la meditación, en prácticas espirituales o como parte de una rutina diaria de bienestar, el diamante sigue sirviendo de puente entre los reinos físico y espiritual, ofreciendo un enfoque versátil y eficaz para la curación holística y el crecimiento espiritual. El uso histórico de los diamantes en diversos rituales y ceremonias subraya aún más su venerado estatus como piedra de pureza y conexión divina. En muchas culturas, también se creía que los diamantes mejoraban la conexión con el mundo espiritual, proporcionando claridad de visión y ayudando en la interpretación de los sueños y la guía interior.

El diamante traslada la energía radiante, clarificadora y fortalecedora de esta extraordinaria gema al ámbito del bienestar moderno, convirtiéndola en una valiosa herramienta para quienes buscan claridad, fortaleza y bienestar integral. Su capacidad para mejorar la claridad mental, estabilizar las emociones, reforzar el poder personal y apoyar la salud física hace del diamante un remedio polifacético que puede utilizarse en diversos contextos, desde el bienestar cotidiano hasta necesidades terapéuticas más específicas. Como testimonio del poder duradero de la curación natural, el diamante ofrece un camino hacia la capacitación personal, la iluminación espiritual y la salud holística, guiando a las personas hacia una vida más radiante, plena y con más poder. Tanto si se utiliza como medida preventiva o como parte de un plan de bienestar más amplio, el diamante sigue brillando como un faro de claridad, fuerza y luz espiritual, ofreciendo una fuente intemporal de apoyo, inspiración y empoderamiento a quienes se encuentran en su camino hacia el bienestar. La influencia del diamante trasciende el ámbito físico y afecta a las dimensiones emocional, psicológica y espiritual para ofrecer un enfoque integral de la curación, el crecimiento y la transformación, lo que lo convierte en un componente esencial de cualquier práctica de bienestar holístico. El atractivo perdurable de los diamantes reside no sólo en su belleza física, sino también en su profunda capacidad para transformar y elevar el espíritu humano, sirviendo como recordatorio constante del potencial divino que hay en cada uno de nosotros.

Cuarzo transparente: El Maestro Sanador y Amplificador de Energía
El cuarzo transparente, a menudo conocido como el "Maestro Sanador", es una de las piedras preciosas más versátiles y poderosas conocidas por la humanidad. Reconocido por su extraordinaria claridad, transparencia y capacidad para amplificar la energía, el cuarzo claro ha sido apreciado en todas las culturas por sus profundas propiedades curativas y su significado espiritual. Al integrar la sabiduría ancestral con las prácticas holísticas contemporáneas, el cuarzo transparente ofrece un camino transformador hacia la claridad, el equilibrio y la armonía en todos los aspectos de la vida. Como símbolo de pureza y potencial infinito, el cuarzo transparente encarna la esencia de la luz, la conciencia y la energía universal, lo que lo convierte en un aliado inestimable para la salud mental, emocional, psicológica y física. El cuarzo transparente se considera a menudo un conducto para la sabiduría superior y la conciencia espiritual, ya que refleja la luz del universo y actúa como una poderosa herramienta para la curación y el crecimiento personal.

Mentalmente, el cuarzo transparente es famoso por su capacidad para mejorar la claridad, la concentración y la función cognitiva. En un mundo en el que las distracciones y el desorden mental pueden oscurecer nuestros pensamientos, el cuarzo claro actúa como faro de claridad mental, ayudando a las personas a superar la confusión y acceder a un nivel superior de comprensión. Esta gema es especialmente eficaz para quienes buscan agudizar el intelecto, mejorar la memoria y lograr precisión mental en su vida diaria. Las cualidades de claridad del cuarzo claro ayudan a despejar la mente de pensamientos innecesarios y ruido mental, permitiendo un enfoque más centrado y organizado para la resolución de problemas, la toma de decisiones y el pensamiento creativo. Estimula la mente, favorece la rapidez mental, el razonamiento lógico y la capacidad de ver las situaciones desde una perspectiva amplia. Para quienes se dedican a actividades intelectuales, académicas o creativas, el cuarzo claro es una poderosa herramienta para mejorar la agudeza mental y facilitar la comprensión profunda. La energía de alta frecuencia del cuarzo transparente no sólo disipa los bloqueos mentales, sino que también amplifica las intenciones, permitiendo a las personas manifestar sus objetivos con mayor concentración y determinación. Además, se cree que el cuarzo transparente armoniza y alinea la mente con la conciencia superior, lo que lo convierte en un activo inestimable para la meditación, la contemplación y las prácticas espirituales.

Emocionalmente, el cuarzo claro es venerado por sus propiedades armonizadoras y equilibrantes. A menudo se asocia con la estabilidad emocional, la paz interior y la capacidad de procesar y liberar emociones negativas. El cuarzo transparente se ha utilizado tradicionalmente para equilibrar el cuerpo emocional, proporcionando una sensación de calma y ecuanimidad ante los retos de la vida. En tiempos de turbulencia emocional, el cuarzo transparente actúa como fuerza estabilizadora, ayudando a las personas a navegar por sus sentimientos con gracia, compostura y conciencia de sí mismas. La energía purificadora del cuarzo transparente permite afrontar y liberar patrones emocionales profundamente arraigados, facilitando la curación emocional y la transformación personal. Esta gema es especialmente beneficiosa para quienes luchan contra el agobio emocional, la ansiedad o el duelo no resuelto, ya que ofrece una sensación de claridad y fortaleza emocional. El cuarzo transparente fomenta la resistencia emocional, ayudando a las personas a mantener el equilibrio y la armonía internos incluso en las circunstancias más difíciles. Al fomentar una sensación de paz interior y seguridad en uno mismo, el cuarzo transparente promueve una expresión emocional sana y profundiza la conexión con el verdadero yo, lo que conduce a una vida emocional más equilibrada y satisfactoria. Además, el cuarzo transparente se utiliza a menudo para amplificar la energía de otras piedras, lo que lo convierte en un componente esencial en rituales curativos y terapias emocionales destinadas a restablecer el equilibrio y el bienestar.

Psicológicamente, el cuarzo claro es apreciado por su capacidad para mejorar el autoconocimiento, el crecimiento personal y la visión espiritual. Esta gema es especialmente eficaz para las personas que desean profundizar en el conocimiento de sí mismas, superar creencias limitantes y alcanzar un mayor nivel de autodominio. El cuarzo transparente armoniza todos los chakras, pero está especialmente alineado con el chakra coronario, asociado a la conciencia espiritual, la iluminación y la conexión con lo divino. Al hacerlo, facilita la alineación de los pensamientos, emociones y acciones con las intenciones más elevadas, ayudando a las personas a vivir con integridad, propósito y autenticidad. El cuarzo transparente también favorece la liberación de bloqueos mentales y emocionales, ofreciendo claridad y perspectiva sobre el camino vital y el propósito del alma. A un nivel psicológico más profundo, el cuarzo transparente favorece el desarrollo de la sabiduría interior, la autoconciencia y el crecimiento espiritual, proporcionando la claridad y la fuerza necesarias para navegar por las complejidades de la vida con gracia y confianza. Esta gema es una poderosa aliada para quienes emprenden un viaje de autodescubrimiento y despertar espiritual, ya que ofrece una visión de la verdadera naturaleza de cada uno y de la interconexión de toda la vida. Como resultado, el cuarzo claro ayuda a cultivar una sensación de paz interior, autocapacitación y plenitud espiritual, allanando el camino hacia una existencia más iluminada y llena de sentido. Además, el cuarzo transparente amplifica los patrones de pensamiento positivo y refuerza la capacidad de la mente para centrarse en objetivos y aspiraciones personales, al tiempo que disipa la negatividad y las dudas.

Físicamente, el cuarzo transparente es muy apreciado por su capacidad para favorecer la salud y la vitalidad en general. Conocido como el "Maestro Sanador", se cree que el cuarzo transparente tiene una amplia gama de propiedades curativas, lo que lo convierte en una de las piedras más versátiles y esenciales en las prácticas de salud holística. Esta gema se utiliza tradicionalmente para potenciar los procesos curativos naturales del cuerpo, fortalecer el sistema inmunitario y aumentar la vitalidad general. Se cree que la energía de alta frecuencia del cuarzo transparente favorece la regeneración celular, ayuda a la desintoxicación y restablece el equilibrio de los sistemas energéticos del cuerpo. Sus propiedades purificadoras también se extienden a los sistemas circulatorio y nervioso, donde puede ayudar a aliviar el estrés, reducir la inflamación y promover una sensación de calma y relajación. Además, se cree que el cuarzo transparente tiene un efecto armonizador en los centros energéticos del cuerpo, o chakras, ayudando a eliminar bloqueos y mejorar el flujo de energía vital por todo el cuerpo. Al amplificar la energía vital del cuerpo y promover el equilibrio, el cuarzo transparente ayuda a mantener una salud óptima, el bienestar físico y la longevidad. Su influencia en la salud física es tanto preventiva como reparadora, lo que lo convierte en una valiosa herramienta para mantener la fuerza y la vitalidad a lo largo de los desafíos de la vida. También se cree que el cuarzo transparente aumenta la eficacia de otras modalidades de curación, como el reiki, la acupuntura y la fitoterapia, al amplificar su energía y dirigirla allí donde el cuerpo más la necesita.

Históricamente, el cuarzo transparente ha sido venerado por su pureza, versatilidad y poderosas cualidades curativas, por lo que es una de las piedras preciosas más utilizadas en diversas culturas y tradiciones. En la antigüedad, el cuarzo transparente se consideraba un don divino, ya que se creía que poseía el poder de conectar con reinos superiores, amplificar la energía y aportar curación y protección a su portador. Se utilizaba a menudo en rituales, prácticas espirituales y ceremonias de sanación, donde se valoraba su capacidad para limpiar la energía negativa, equilibrar el espíritu y mejorar la comunicación espiritual. La asociación del cuarzo transparente con la claridad y la iluminación lo ha convertido desde hace tiempo en un símbolo de pureza, sabiduría y conexión entre los mundos físico y espiritual. Estos atributos siguen aprovechándose en los tiempos modernos, lo que permite a las personas beneficiarse de las eternas propiedades curativas del cuarzo transparente. Ya se utilice en meditación, prácticas espirituales o como parte de una rutina diaria de bienestar, el cuarzo transparente sigue sirviendo de puente entre los reinos físico y espiritual, ofreciendo un enfoque versátil y eficaz para la curación holística y el crecimiento espiritual. El uso histórico del cuarzo transparente en diversas culturas como herramienta de adivinación, adivinación y guía espiritual subraya aún más su venerado estatus como piedra de claridad y conexión divina.

El cuarzo transparente lleva la energía purificadora, amplificadora y armonizadora de esta extraordinaria gema al ámbito del bienestar moderno, convirtiéndola en una valiosa herramienta para quienes buscan claridad, equilibrio y bienestar holístico. Su capacidad para mejorar la claridad mental, estabilizar las emociones, reforzar el poder personal y apoyar la salud física hace del cuarzo claro un remedio polifacético que puede utilizarse en diversos contextos, desde el bienestar cotidiano hasta necesidades terapéuticas más específicas. Como testimonio del poder duradero de la curación natural, el cuarzo transparente ofrece un camino hacia la capacitación personal, la iluminación espiritual y la salud holística, guiando a las personas hacia una vida más radiante, equilibrada y plena. Ya se utilice como medida preventiva o como parte de un plan de bienestar más amplio, el cuarzo transparente sigue brillando como un faro de claridad, armonía y luz espiritual, ofreciendo una fuente intemporal de apoyo, inspiración y empoderamiento para aquellos que se encuentran en su camino hacia el bienestar. La influencia del cuarzo transparente trasciende el ámbito físico y afecta a las dimensiones emocional, psicológica y espiritual para ofrecer un enfoque integral de la curación, el crecimiento y la transformación, lo que lo convierte en un componente esencial de cualquier práctica de bienestar holístico. El atractivo perdurable del cuarzo transparente reside no sólo en su belleza física y versatilidad, sino también en su profunda capacidad para amplificar las intenciones, elevar la conciencia y fomentar una conexión más profunda con lo divino y el universo.

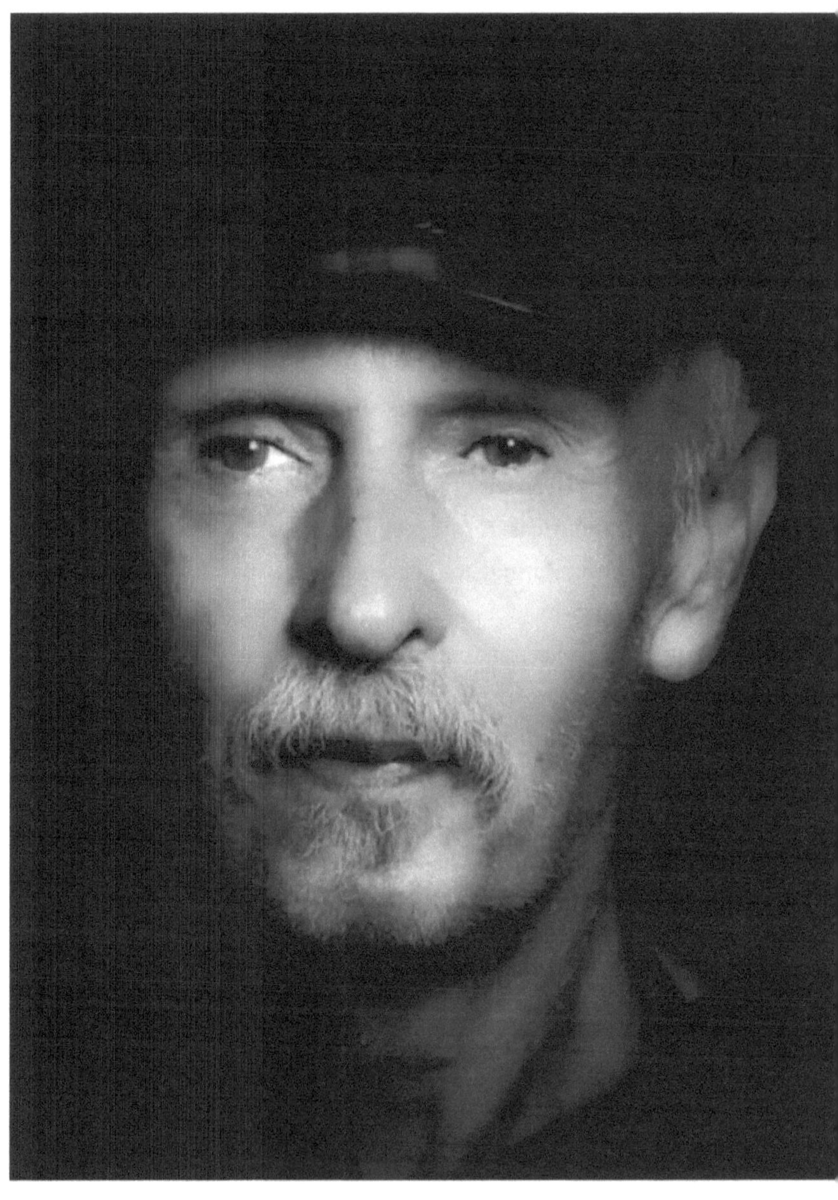

Also by Dr Víctor Denis Purcell

2
Materia Medica of Homeopathic Gemstones

Standalone
Zen and the Way of the Artist
Zen and the Art of Medicine
Zen and the Way of the Artist
The Yoga Book
Zen and the Art of Living and Dying
Zen and the Art of Photography
The Homeopathic Book
das homöopathische buch
El Libro De Homeopatía
Le Livre Homéopathique
The Traveler's Handbook
❖❖❖❖❖❖❖❖❖❖❖
"Architectural and Interior Design Mastery: A Global Perspective"
Medicinal Mushrooms
The New Testament
"Das Neue Testament, 2024"
Новый Завет
Mini Materia Medica

The Receptive Warrior
The God Center
The American Constitution
A Deep Dive Into Death
The Voyager's Odyssey
Mini Materia Medica
Mini Materia Medica
Spiritual Medicine: Materia Medica of Homeopathic Gemstones and Crystals
Spirituelle Medizin: Materia Medica der homöopathischen Edelsteine und Kristalle
Materia Medica of Homeopathic Gemstones
Médecine spirituelle Materia Medica des gemmes et cristaux homéopathiques
Materia Medica of Homeopathic Gemstones
Volume Two: Materia Medica of Homeopathic Gemstones
Volume Three: Materia Materia of Homeopathic Gemstones
Materia Medica of Homeopathic Gemstones: Volume Four
Materia Medica der homöopathischen Edelsteine
Einführung in die homöopathische Edelsteintherapie
Introducción a la terapia homeopática con piedras preciosas
Introduction à la thérapie homéopathique par les pierces précieuses
Introduction to Homeopathic Gemstone Therapy
Introduction to Homeopathic Gemstone Therapy

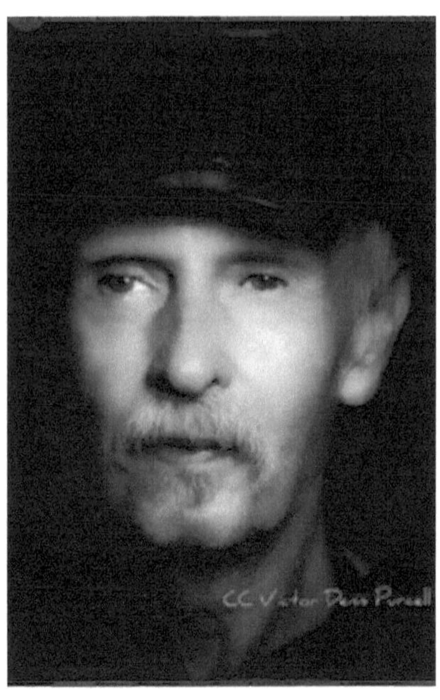

About the Author

Victor Denis Purcell is a certified homeopathic practitioner with a master's degree in educational psychology. With a deep-rooted passion for homeopathic medicine, he has been actively involved in this field since 1982. Over the decades, he has authored numerous books covering a wide range of topics, demonstrating a profound understanding and expertise in homeopathic practices and holistic healing. Through a combination of professional experience and scholarly dedication, Victor Denis Purcell continues to contribute significantly to the advancement and awareness of homeopathic medicine.

www.ingramcontent.com/pod-product-compliance
Lightning Source LLC
Chambersburg PA
CBHW061359160726
47995CB00001B/390